JN076600

AWG ORIGIN®

まほうの周波数

波動ヒーリングの極みへ

ヒカルランド取材班

ヒカルランド

ＡＷＧ（Arbitrary Waveform Generator）は
ヒト生体内に発生した異常な生体電流を
シンクロさせたり、共振・共鳴させたりして
超物理的・量子作用によって異常細胞を矯正し、
正常な生理作用に引き戻す働きをします。

（PETESDA MEDICAL 発行『SAVE THE FUTURE』より）

人体細胞は原子核と電子からできていますが、特に電子は
人類に最大の貢献をなす偉大な究極の素粒子だと考えたのです。
私どもは量子理論の物理的方法により、
エレクトロン（電子）をコントロールして
ウィルスの膠質膜（クリスタルゴブレット）をたたき、
命中確率の高いウィルス殺菌方法を研究開発してきました。
これは耐性菌を絶対に作らない、作らせない、
新しい素粒子による殺菌法なのです。

ＡＷＧ（Arbitrary Waveform Generator）は整体電子の波動をベースに開発した治療器で安全性、有効性、品質などのクオリティ世界一を目指して開発された世界初の特許製品です。
日本国厚生労働省から医療機器として認可され、現在世界21ヶ国、１００万人以上の人々が治療を行い、臨床医師から癌腫・肉腫・膠原病・重症筋無力症・劇症肝炎・腫瘍・動脈瘤・リウマチ・糖尿病・トラウマなどの治療困難な病気の方々にも顕著な結果が報告されています。

（PETESDA MEDICAL 発行『SAVE THE FUTURE』より）

はじめに　AWG ORIGIN®で症状が改善する仕組み

AWG ORIGIN®（段階的波動発生装置）は、松浦優之博士らによって25年の歳月をかけて研究し開発された。松浦博士は、特定の周波数の電磁波によってウイルスを破壊する実験に成功したロイアル・レイモンド・ライフの研究結果をさらに発展させる形で、1万種類の周波数の中から、生命体に画期的な作用をもたらす69種類の周波数を特定した。その69種類の周波数をさらにいくつも組み合わせることで、あらゆる症状、部位に働きかけることにも成功した。AWG ORIGIN®に組み込まれた周波数の組み合わせによってつくられたコードは症状別に400種類以上に及ぶ。医療用治療器として世界138カ国で特許を取得しているAWG ORIGIN®を使用することで、重い病や症状に苦しむ多くの人が救われてきたのである。

ＡＷＧ ＯＲＩＧＩＮ®を使う際には、パッドを体に貼りそれぞれの症状別のコードをかけ、周波数を体内に流していく。ＡＷＧ ＯＲＩＧＩＮ®のパッドから照射されたマイナス電子は、体の中で毎秒30万㎞の速さで患部を貫通し、膠質膜（クリスタルゴブレット）で覆われているウイルス、バクテリア、寄生虫に衝突する。ウイルス、バクテリア、寄生虫は体内に入った場合、病気や感染症を引き起こす可能性のある微生物で病原菌となるが、ＡＷＧ ＯＲＩＧＩＮ®のマイナス電子は人体の細胞を一切、傷つけず、病原菌だけを破壊、殺滅し、根本から排除する。破壊された物質は、尿や汗として体外に排出される。また、ウイルス、バクテリアが殺滅されることにより、マクロファージ、リンパ球、Ｒ細胞、Ｔ細胞、ＮＫ（ナチュラルキラー）細胞などの免疫が急速に増大する。免疫力が上昇することにより、副作用を起こすことなく病が快方に向かうことになるのである。

今では導入しているクリニックやサロンも多いが、今回、本書で紹介する石橋磨(おさむ)氏が生み出した方法は、世界でも類を見ない唯一のものである。脳の訴えを読み取るバイオスキャンでAWG ORIGIN®の400種類のコードの中から必要なコードを選び出し、かけていくというもので、ほかではどうにもならなかった症状が改善した人、余命宣告されながらも病を克服し健康を取り戻した人が続出している。

バイオスキャンにはロシアで開発されたオライオン、あるいはペイレイボディスキャンという機器が使用されているが、これらのメインシステムは同じくロシアで開発されたメタトロン、ニュースキャンと同じものである。宇宙飛行士の健康管理のために開発されたと言われており、人体の内臓、骨、遺伝子など各部位、各器官の周波数を読み取り、それぞれが持つ固有の振動数と照らし合わせて、その振動数の差異から、機能が低下している部分や健全な状態ではない部分を見つけて調整するというものである。

ヘッドセットを頭に装着して全身の周波数を測定することで、モニターに各器官の周波数のズレが6段階で表示される。画面には6段階の周波数のズレを表すマークのほかに、体内の波動の回転の様子を表す赤、青などの波形が表示される。

ＡＷＧ ＯＲＩＧＩＮ®やメタトロンなどの機器は全国のクリニックやサロンで導入され、それぞれがすばらしい研究をされており、本書はそれらを否定するものではない。また、松浦優之博士が開発したＡＷＧ（Arbitrary Waveform Generator）はもともと、株式会社アジアスが独占的に取り扱ってきたが、現在『ＡＷＧ』という商標は他社が登録しており、株式会社アジアスの販売するＡＷＧ（Arbitrary Waveform Generator）は、「ＡＷＧ ＯＲＩＧＩＮ®」もしくは「ＡＷＧ治療®／ＱＰＡ®」などの表記をしている。よって本書では「ＡＷＧ ＯＲＩＧＩＮ®」で統一し、巻末資料も修正を加えている。

カバーデザイン　櫻井浩（⑥Design）
編集協力　永田康弘（株式会社アジアス代表取締役）
校正　麦秋アートセンター
本文仮名書体　文麗仮名（キャップス）

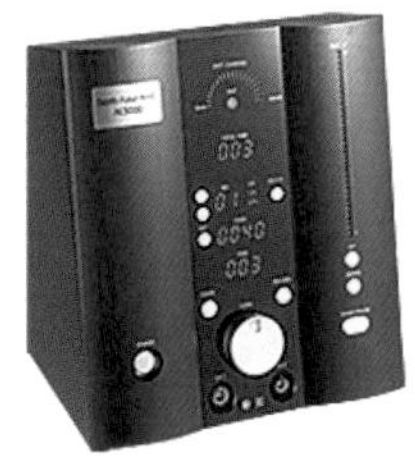

AWG ORIGIN Ⓡ
（製品名　デプスパルス AC5000）

据え置きタイプでパワフル。約350種類のプログラムで痛みの源を量子レベルで共振、調和させる。

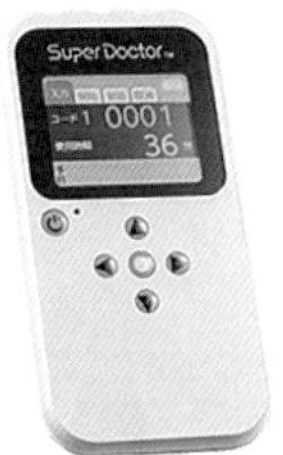

SuperDoctor
0001
36

AWG ORIGIN Ⓡ
（製品名　デプスパルス AC6000 Super Doctor Ⓡ）

ハンディータイプ。プログラムの種類は同じく約350種類。デプスパルス AC5000より波形や出力方法などが簡易的になっているが、どこでも使える。

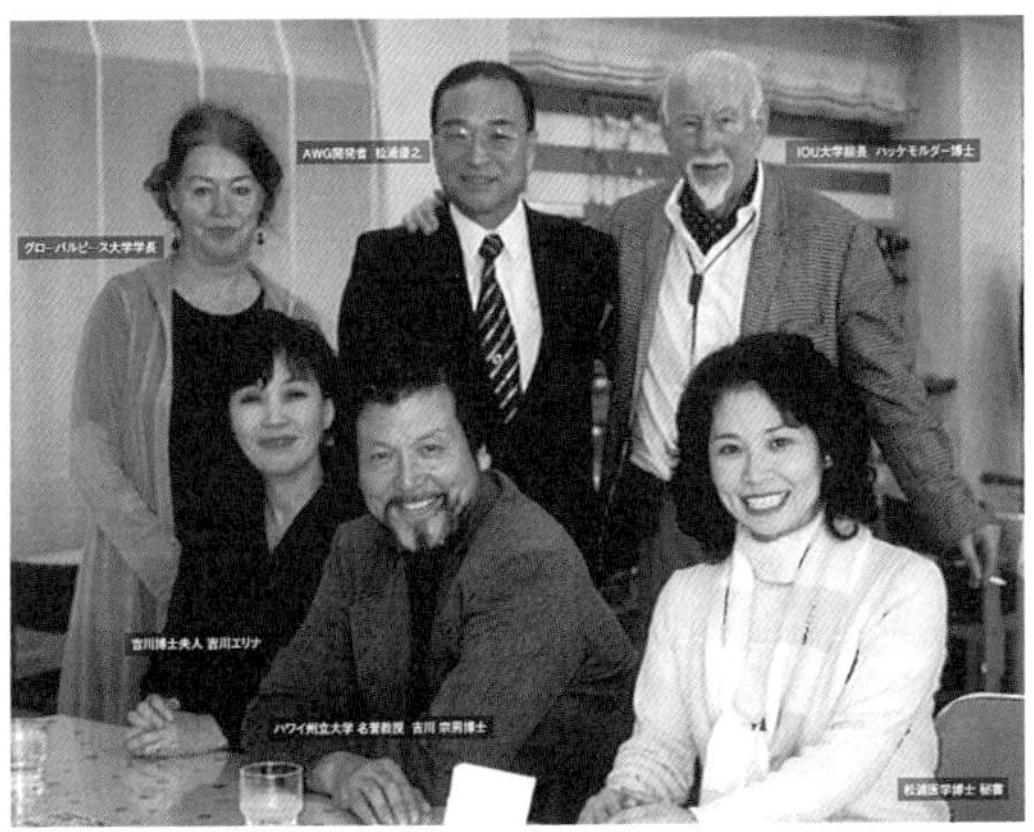

AWG開発者 松浦優之
IOU大学総長 ハッケモルダー博士
グローバルピース大学学長
吉川博士夫人 吉川エリナ
ハワイ州立大学 名誉教授 吉川宗男博士
松浦医学博士 秘書

AWG ORIGIN Ⓡ開発者　松浦優之博士と関係者の面々
PETESDA MEDICAL 発行の会報『SAVE THE FUTURE』より

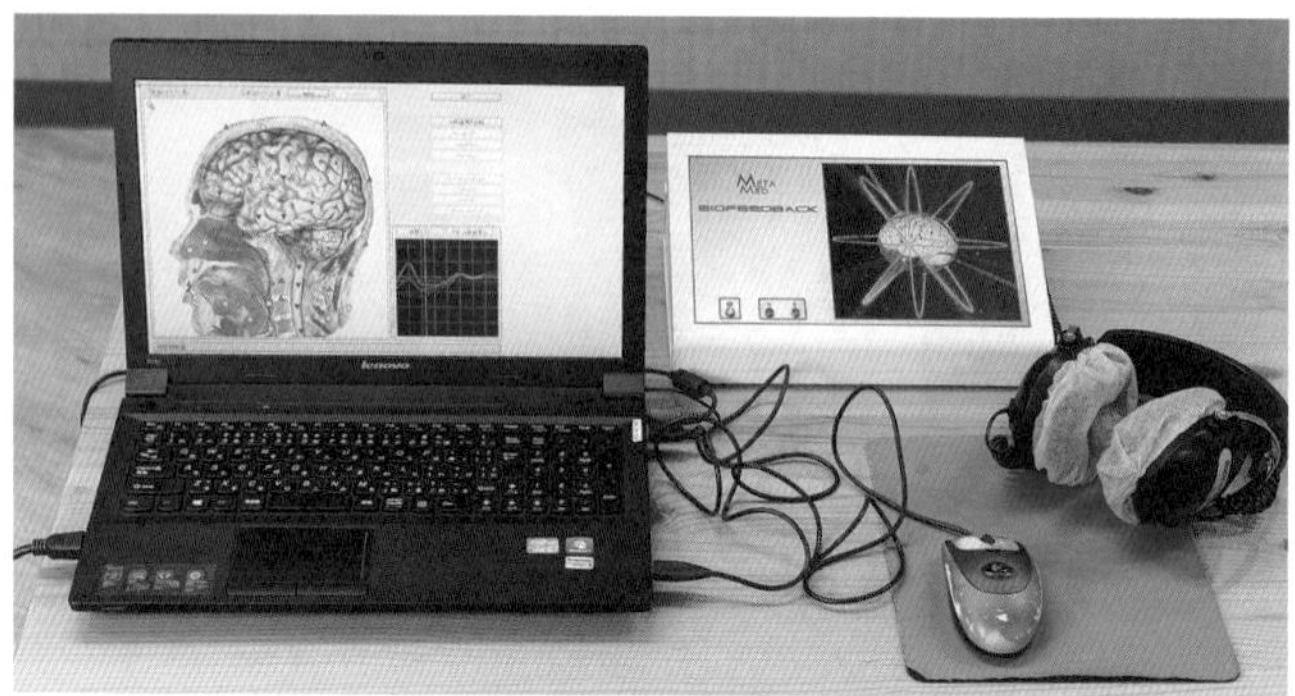

バイオスキャンで使用するオライオン。ヘッドセットで読み取った体内の情報がパソコンのディスプレイに表示される。

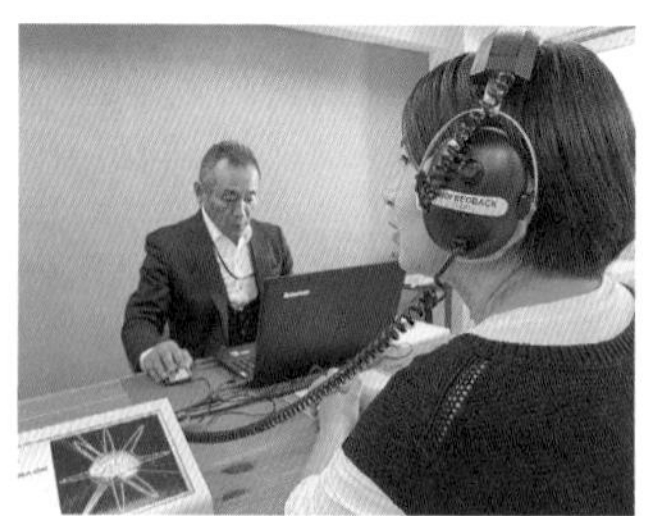

測定はヘッドセットを装着するのみでできる。ペットも測定可。

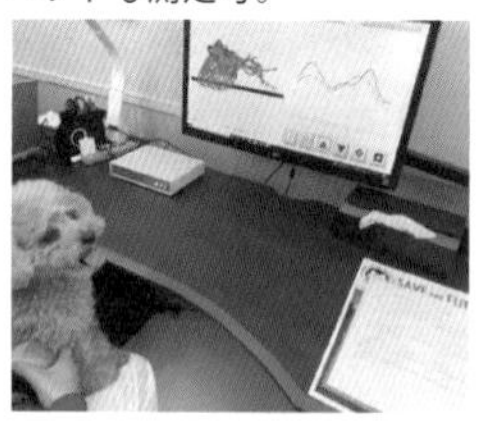

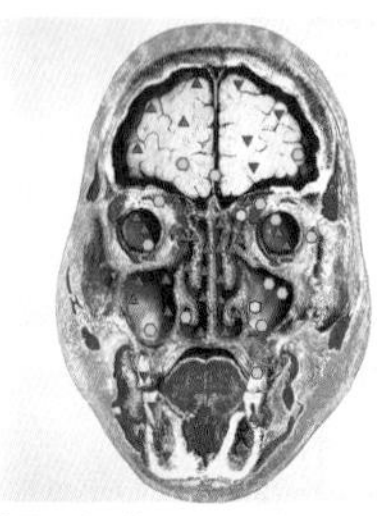

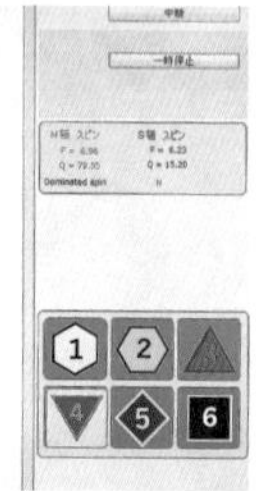

［図１］体の各器官には、それぞれ固有の周波数があるとされており、バイオスキャンの測定では体内の器官のそれぞれの部分の周波数のズレが６段階で表示される。
（臓器などの画像は本人のものではなく、機器に入っている全員共通のもの）

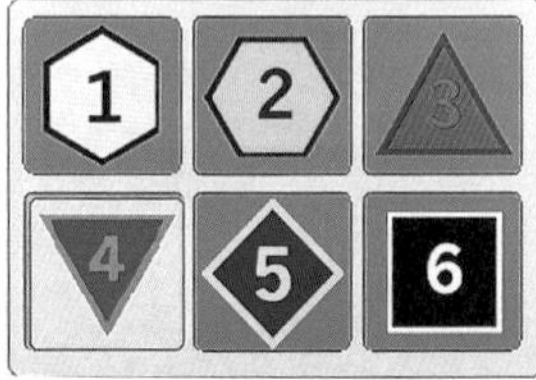

［図２］数字が大きくなるほど、固有の周波数からのズレが大きい。

１（白）　エラー、測定不可
２（黄色）周波数のズレが少ない
３（ピンクの上向きの三角形）
４（ピンクの下向きの三角形）
５（茶色のひし形）
６（黒）

５や６になると要注意だと言われている。

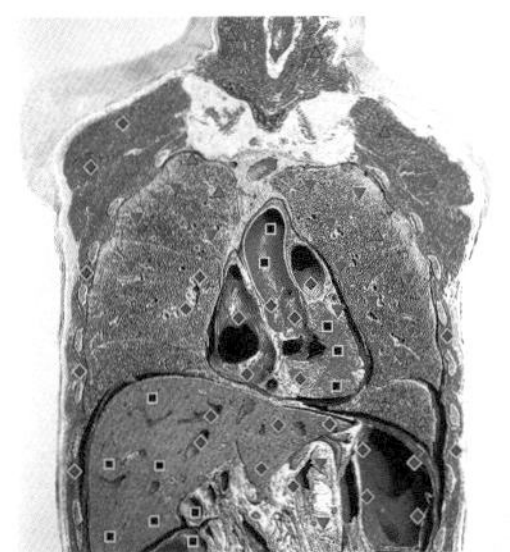

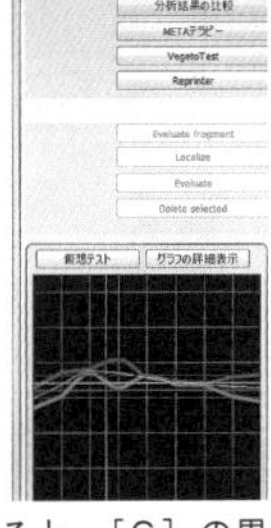
分析結果の比較
METAテラピー
VegetoTest
Reprinter
Evaluate fragment
Localize
Evaluate
Delete selected
仮想テスト
グラフの詳細表示

［図３］波動が大きくズレていると、［６］の黒いマークが現れる。

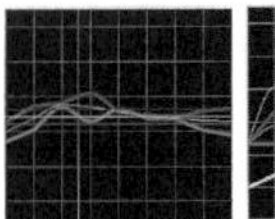

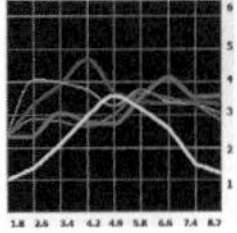
1.8 2.6 3.4 4.2 4.9 5.8 6.6 7.4 8.2

［図４］測定の際には、６段階の表示のほか、青や赤、黄色の波形が現れる。黄色が基準線で本来､赤は細胞の再生、増殖、青は崩壊を表すので、赤が少し上になった状態で青とバランスが取れているのがいい状態と言われている。このグラフの形には特徴のあるものがあり､がんを表す波形、菌を表す波形などもあるとのこと。

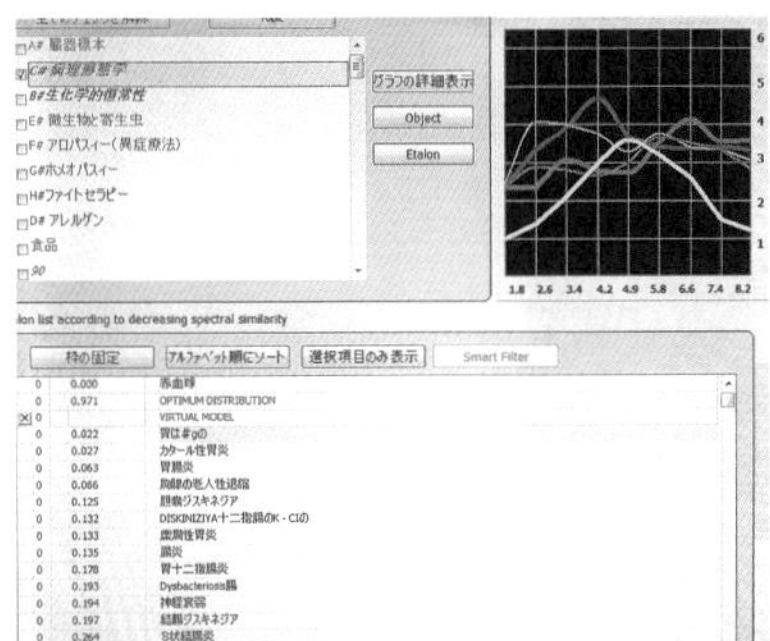
A# 臓器標本
C# 病理形態学
B#生化学的恒常性
E# 微生物と寄生虫
F# アロパスィー（異症療法）
G#ホメオパスィー
H#ファイトセラピー
D# アレルゲン
食品
グラフの詳細表示
Object
Etalon
6 5 4 3 2 1
1.8 2.6 3.4 4.2 4.9 5.8 6.6 7.4 8.2
lon list according to decreasing spectral similarity
枠の固定
アルファベット順にソート
選択項目のみ表示
Smart Filter
0 0.971 OPTIMUM DISTRIBUTION
0 VIRTUAL MODEL
0 0.027 カタール性胃炎
0 0.063 胃腸炎
0 0.125 胆嚢ジスキネジア
0 0.178 胃十二指腸炎
0 0.193 Dysbacteriosis腸
0 0.197 結腸ジスキネジア
0 0.264 S状結腸炎
0 0.284 萎縮性胃炎

［図５］各器官をさらに詳しく見ていくと、どんな症状や菌を警戒しているのかがわかる。数値が低いほど警戒度は高く、「OPTIMUM DISTRIBUTION」という項目で示されている基準値より低いものは要注意だという。

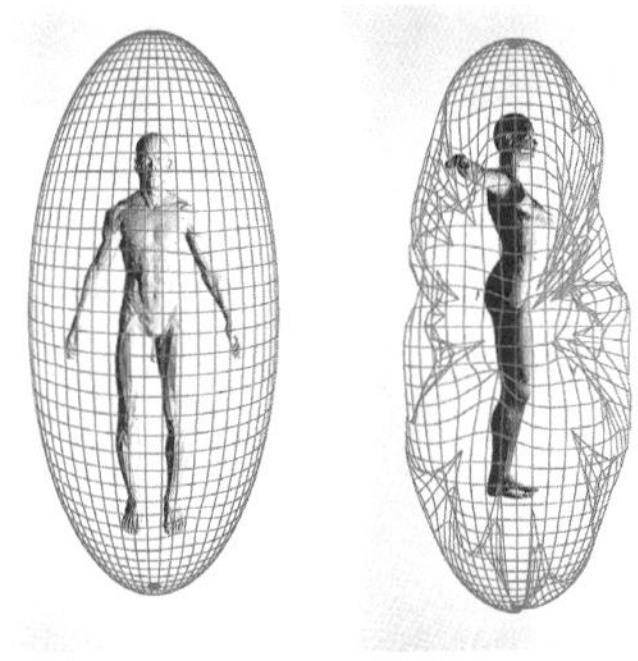

オライオンでは、オーラも見ることができる。一般的には、凹みのない状態が整っていると言われているが、石橋氏の見立ては違っていて、ここに出てくる凸凹が、脳が異常をキャッチできる能力だと言う。つまり、凸凹があるほどチェック力（りょく）は強く、ツルツルしたキレイな形であるほど、チェック力は弱いということらしい。

〈70代女性の実例（本文49ページ参照）〉

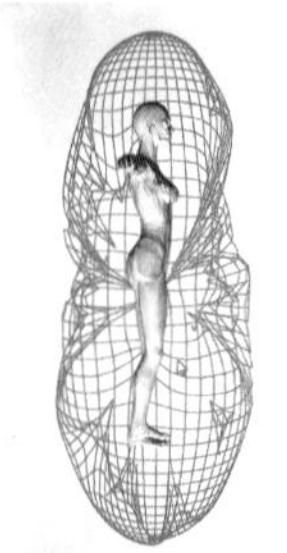

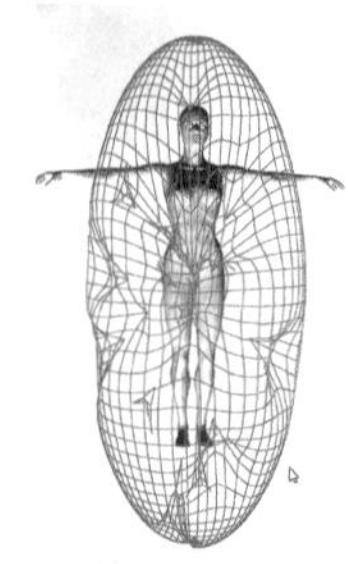

［図６］オーラの凸凹があればあるほど、異常の兆候をチェックする力が強いことを示しているとのこと。

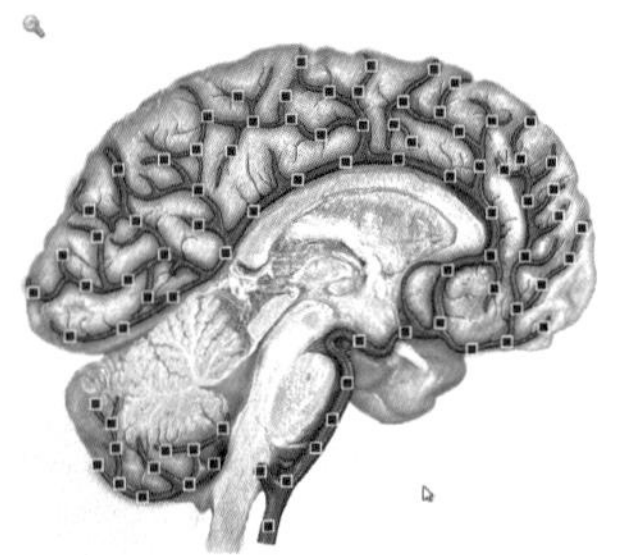

［図７］黒いマークが多いことは、脳がチェックできていることを表していると考えられるそうだ。

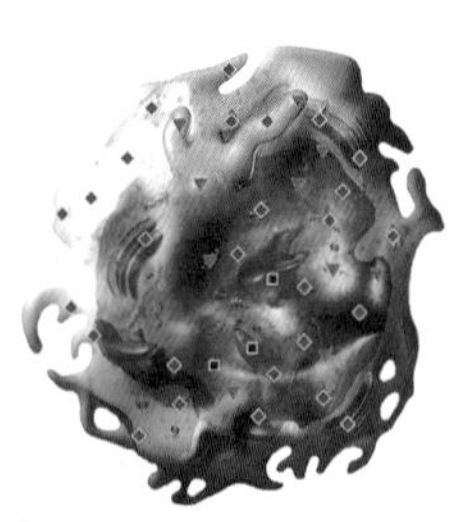

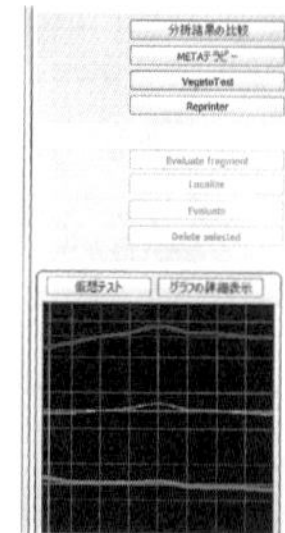
分析結果の比較
VegetoTest
Reprinter
Evaluate fragment
Delete selected
仮想テスト
グラフの詳細表示

［図８］黒いマークが多い。

〈70代女性の実例　半年後（本文51ページ参照）〉

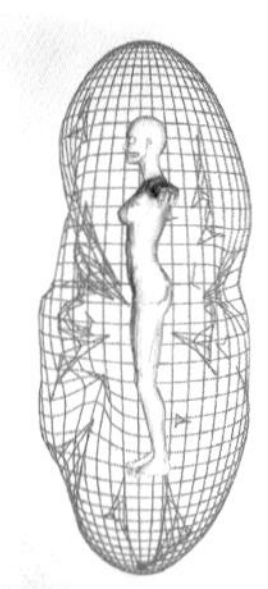

［図９］凸凹はある。

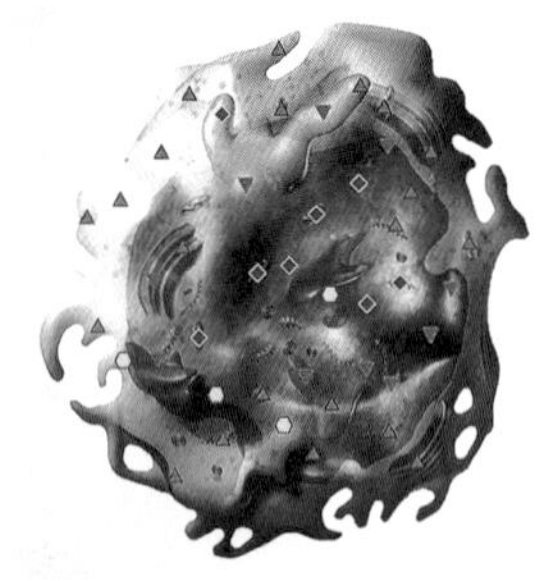

［図10］黒いマークが減っている。

〈70代女性の実例　コロナ罹患後（本文94ページ参照）〉

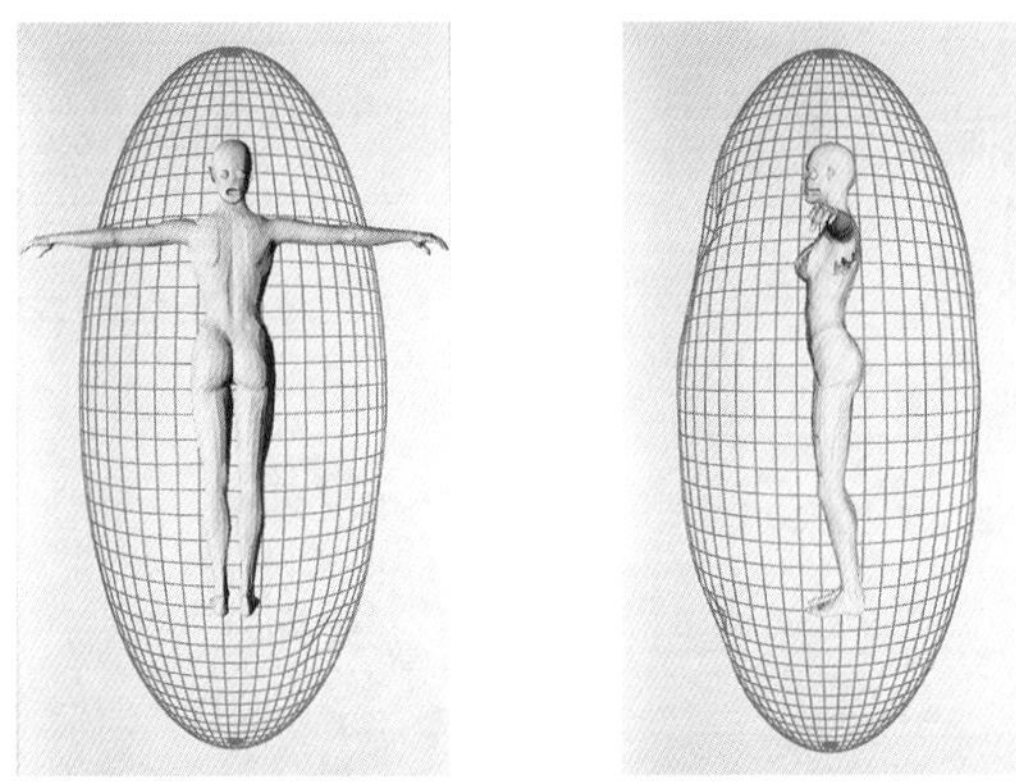

［図11］凸凹がなくなっている。

〈50代男性の実例（本文53ページ参照）〉

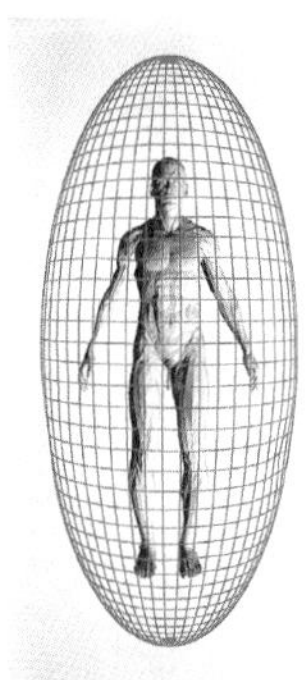

［図12］凸凹がなく、ツルツルの状態。

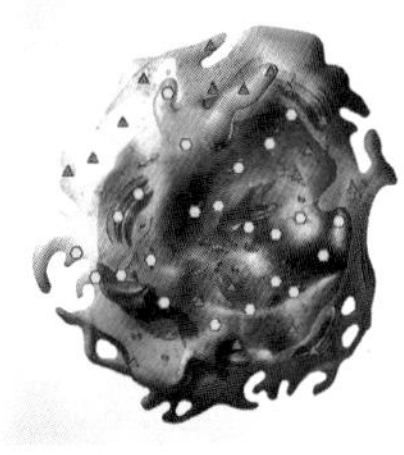

［図13］黄色の［2］のマークが多い。

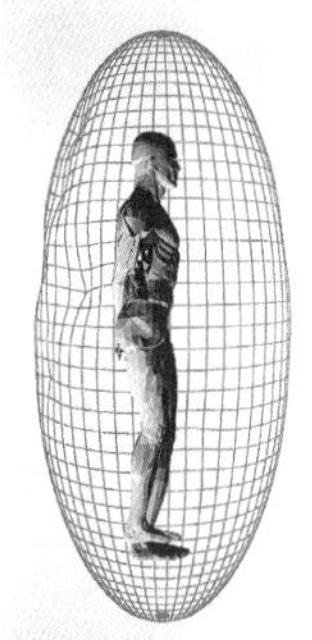

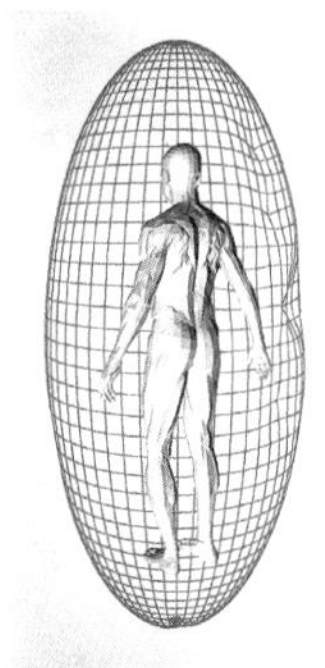

［図14］AWG ORIGIN Ⓡをかけてしばらく経った頃、ほんの少し凸凹が出ている。

〈スタッフＫの実例（本文66ページ～参照）〉

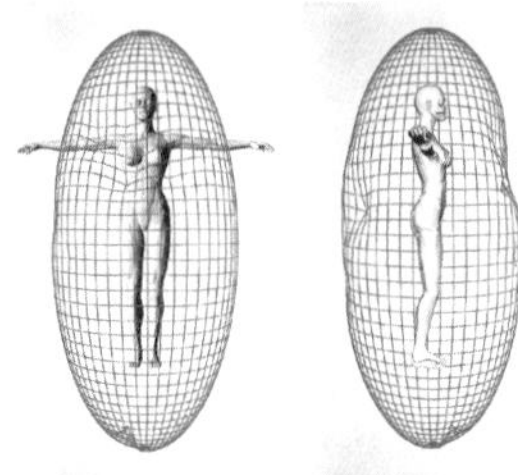

[図15] 凸凹も多少ある。

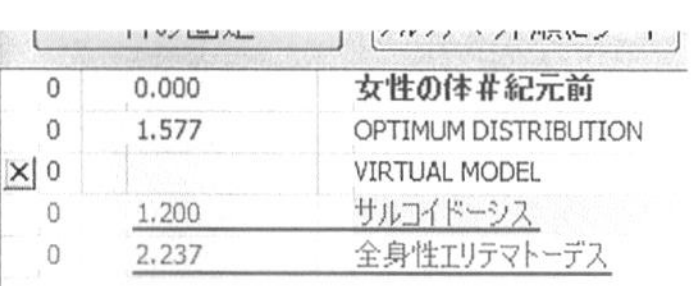

	0	0.000	**女性の体#紀元前**
	0	1.577	OPTIMUM DISTRIBUTION
☒	0		VIRTUAL MODEL
	0	1.200	サルコイドーシス
	0	2.237	全身性エリテマトーデス

[図16] この２つの数値は回復力を表わしているとのこと。

	0	0.000	**胸腺**
	0	2.063	OPTIMUM DISTRIBUTION
☒	0		VIRTUAL MODEL
	0	0.155	**胸腺の老人性退縮**
	0	2.329	胸腺の偶発性退縮
	0	3.099	悪性は#Tを腫瘍
	0	3.552	胸腺の過形成
	0	5.368	胸腺リンパ肉腫
	0	7.049	胸腺リンパ上皮性腫瘍

[図17] これらのリストから、必要なAWG ORIGIN Ⓡの必要なコードを組み立てていく。

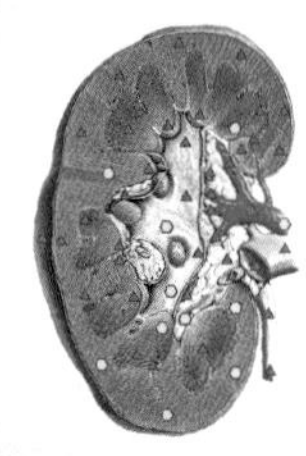

[図18] 経絡を見ると弱いはずなのに、周波数の乱れが表示されていないということは、脳がチェックできていない可能性がある。

	0	0.000	好塩基球
	0	0.819	OPTIMUM DISTRIBUTION
☒	0		VIRTUAL MODEL
	0	0.039	胃は#gの
	0	0.043	カタール性胃炎
	0	0.067	胸腺の老人性退縮
	0	0.081	胃腸炎
	0	0.125	胆嚢ジスキネジア
	0	0.138	DISKINIZIYA十二指腸のK・CIの
	0	0.154	腸炎
	0	0.209	糜爛性胃炎
	0	0.211	結腸ジスキネジア
	0	0.226	神経衰弱
	0	0.282	Dysbacteriosis腸
	0	0.288	萎縮性胃炎
	0	0.302	胃十二指腸炎
	0	0.311	S状結腸炎

[図19] 脳が警戒していると思われる項目が表示される。

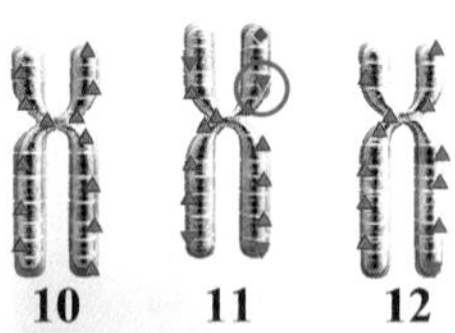
10
11
12

[図20] １カ所だけ［５］が出ている。こういった小さなところからも多くのことが読み取れる。

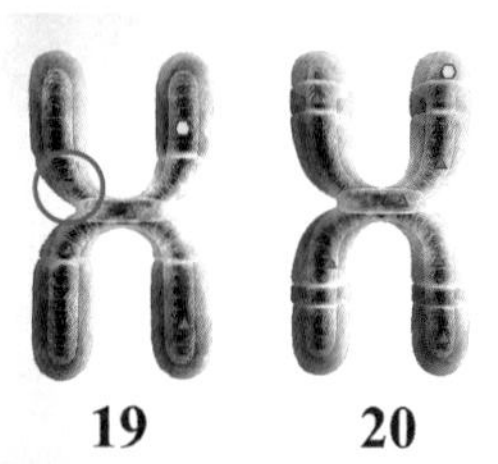
19
20

[図21] １つだけ［４］の表示がある。

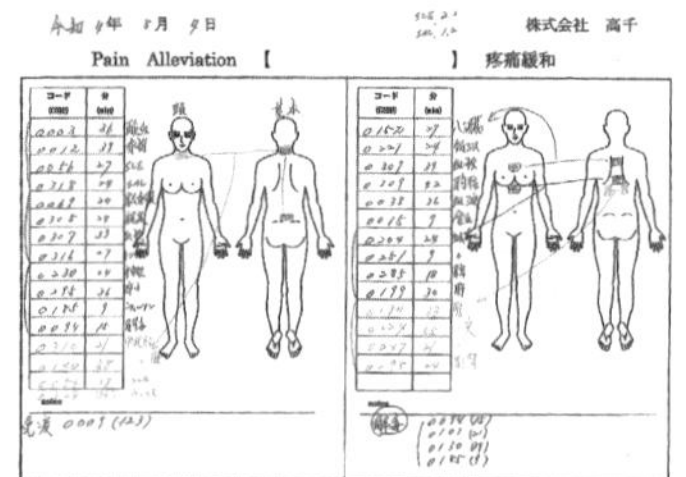

株式会社 高千

Pain Alleviation 【 】 疼痛緩和

[図22] 個別のコード表を作成。

〈ある男性の実例（本文96ページ参照）〉

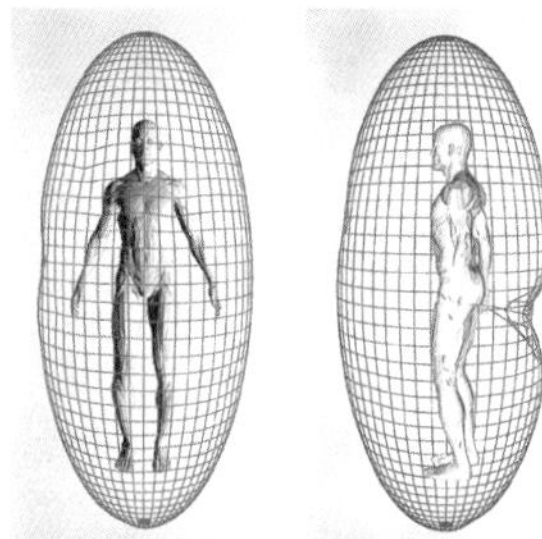

［図23］凸凹は１カ所だけ。

0	1.412	OPTIMUM DISTRIBUTION
☒ 0		VIRTUAL MODEL
0	0.162	溶血性レンサ球菌
0	0.360	黄色ブドウ球菌
0	0.467	膣トリコモナス - Jの
0	0.488	レンサ球菌BOVIS D
0	0.859	肺炎レンサ球菌
0	0.970	スポロトリクス属SCHENCKII
0	0.989	VAILLONELLA ALCALESCENS
0	1.050	ランブル鞭毛虫
0	1.052	蟯虫蟯虫
0	1.053	赤痢菌赤痢
0	1.060	ケカビ-8
0	1.070	ケカビMUCEDO
0	1.074	結核菌
0	1.118	アシドフィルス菌

［図24］レンサ球菌 BOVIS D と黄色ブドウ球菌、結核菌が表示されている。

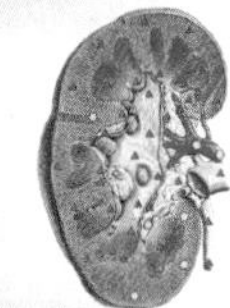

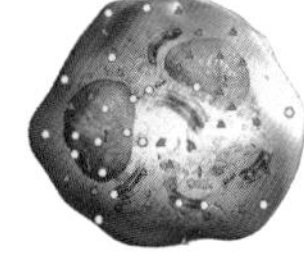

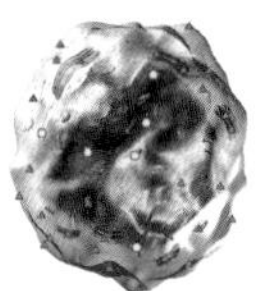

［図25］黄色い［2］のマークが多く、周波数のズレが見られない。

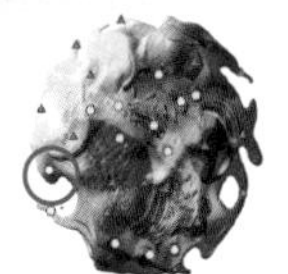

［図26］白の［1］のマークがある。

〈別な男性の実例（本文102ページ参照）〉

0	0.000	大脳
0	2.610	OPTIMUM DISTRIBUTION
☒ 0		VIRTUAL MODEL
0	1.328	脳震とう
0	1.513	片頭痛
0	1.739	自律神経系脈管筋緊張異常
0	1.763	強迫地震動
0	2.009	サルコイドーシス
0	2.028	MIOKLONUSEPILEPSIYA
0	2.208	プログレッシブ統合失調症
0	2.227	再発統合失調症
0	2.244	水頭症
0	2.300	癲癇
0	2.303	発作
0	2.312	脊髄性小児麻痺
0	2.407	強迫地震動
0	2.442	パーキンソン病

［図27］２つの強迫地震動という項目がかなり離れていて、その間にプログレッシブ統合失調症の項目がある。

0	2.204	OPTIMUM DISTRIBUTION
☒ 0		VIRTUAL MODEL
0	1.090	AQUASPIRILLIUMへび
0	1.093	肺炎桿菌。
0	1.093	PENICYLLIUM ROCOVEFORTI
0	1.095	PENICYLLIUM NOTATUM
0	1.106	ケカビフルーアー
0	1.111	カンジダSTELLAIDEA
0	1.130	カンジダそれぞれ他方
0	1.132	ケカビ-8
0	1.133	BORELLIA BURGDORFERI
0	1.147	イスラエル放線菌
0	1.152	アデノウイルス - Jの
0	1.164	PENECYLLIUM CAMANBERTI
0	1.173	リーシュマニアBRAZILIENSIS
0	1.192	ケカビMUCEDO

［図28］「ーＪの」という記述のあるアデノウイルスは耐性菌と考えられるとのこと。

0	2.422	カンジダそれぞれ他方
0	2.441	スコプラリオプシス属短い
0	2.448	カンジダGLABRATA
0	2.460	呼吸器 - SINTITSIALNYウイルス
0	2.491	熱帯熱マラリア原虫
0	2.508	アデノウイルス
0	2.517	ブランハメラ(ナイセリア)

［図29］「ーＪの」という記述のないアデノウイルスという項目もある。

0	4.701	OPTIMUM DISTRIBUTION
☒ 0		VIRTUAL MODEL
0	0.161	大腸菌
0	0.286	溶血性レンサ球菌
0	0.288	レンサ球菌BOVIS D
0	0.360	黄色ブドウ球菌
0	0.718	アデノウイルス - Jの
0	0.724	腸球菌

［図30］初期に多かったというアデノウイルスと黄色ブドウ球菌の組み合わせ。

〈ペットの実例（本文166ページ参照）〉

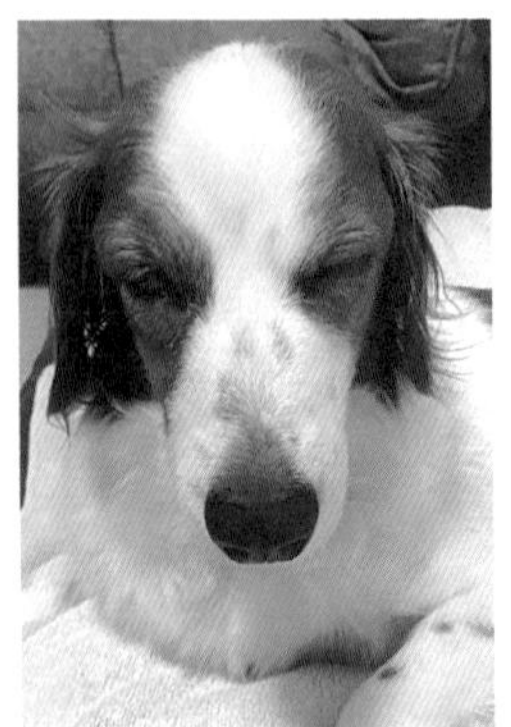

［図31］全身メラノーマと腎臓障害で余命１カ月だった。

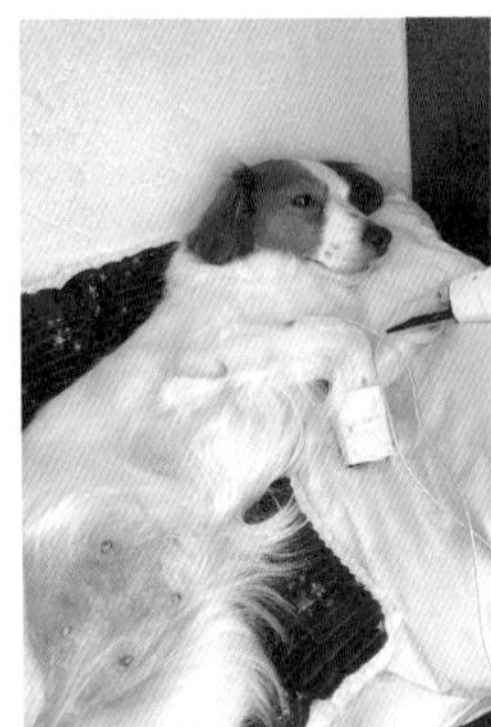

［図32］パッドをつけて AWG ORIGIN Ⓡをかけている。

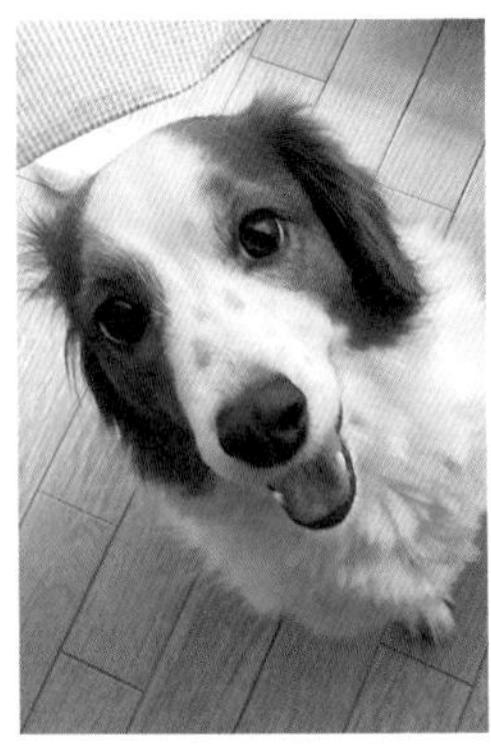

［図33］現在の元気な姿。

〈石橋氏自身の実例〉

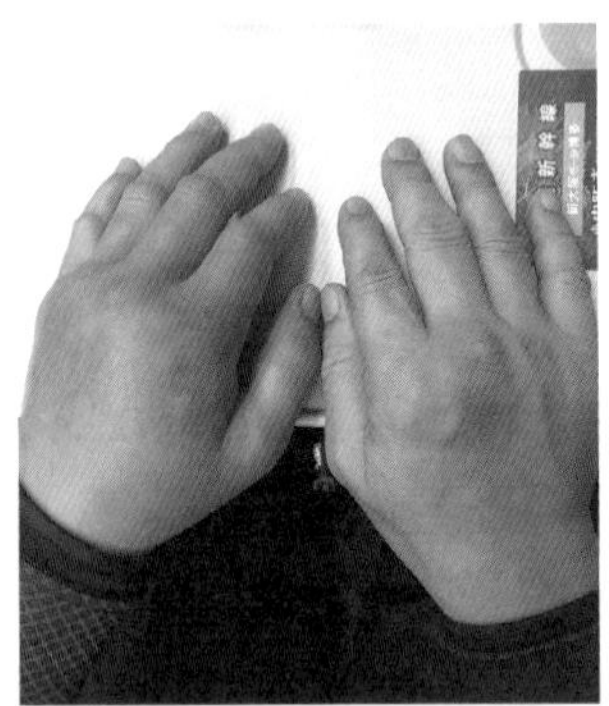

［図34］RSD（反射性交感神経性ジストロフィー）という病気だったとき。激痛で施術ができなかった。

目次

Chapter 2
ヒカルランド女性スタッフ（Kさん）をモデルに本番スタート!!

Chapter 3

AWG ORIGIN®とバイオスキャンでつかむコロナとワクチンの正体とは!?

Chapter 4

統合失調症など心の病にも有効なレシピがあります!?

Chapter 5
人工透析の場合、極度の糖尿病の場合はこうしています！

Chapter 6
不眠はもちろん目が見えなくなった人の回復事例もあります！

Chapter 9 ＡＷＧ ＯＲＩＧＩＮ®エピソード

巻末資料

Chapter 1

みらくるヒーラー!?
驚異の事例が目白押し!?
AWG ORIGIN®+バイオ
スキャンとは何なのか!?

AWG ORIGIN®との出会い

石井（ヒカルランド社長、以下――）　ヒカルランドでは、波動機器をいろいろと取り揃えたヒーリングサロン「神楽坂　ヒカルランドみらくる」を運営しているのですが、開店当初からAWG ORIGIN®を置いています。販売元のアジアス株式会社の社長である永田康弘さんが、体調不良で困っている方々に知ってほしいというご好意で置かせてくださっていて、私自身も仕事の合間に使うと非常にすっきりします。そしていろいろな症状のある、たくさんの方に試していただく中で、これは本当に人を救うものであるという確信が揺るぎないものになっています。

それなのにまだまだAWG ORIGIN®が知られていないので、何かできないかと永田さんにご相談したところ、真っ先に石橋磨先生をご紹介いただきました。本日はどうぞよろしくお願いいたします。

みらくるには、ほかにメタトロンというロシアが開発している波動機器があるのですが、それと似た機器を併せて使うことで、AWG ORIGIN®で非常に目覚ましい成果が多く出ているということを伺っています。今回、具体的な例を見せていただけるということで、大変、期待しております。

まず、石橋さんとAWG ORIGIN®の出会いからお願いいたします。

石橋磨 私はもともと経絡の整体をずっとやっておりまして、今でも続けております。今年で35年ぐらいになります。11年ぐらい前に知り合いが松浦博士と会って、私に紹介したいということで、『「AWG」は魔術か、医術か?』(俊成正樹/著　五月書房新社)という本を買って送ってきまして、「読んでくれ」と言われたのがきっかけでした。私は半年以上「いや、結構です」と言ってほったらかしていました。医療機器でいきなり「魔術か、医術か」なんて言われると、ちょっと眉唾だなと思ってしまって、読まなかったんです。

あまりしつこいので、ちらっと読みましたが、最初に気功師の話が出ていたでしょう。やっぱりダメだと思って、また半年ぐらい封印していました。

あるとき、またしつこく言われたのでパラパラ見たんですが、途中の松浦博士の今までのいきさつなんかが目に入りまして、結局、最後まで全部読み通しました。松浦博士の信念の強さに打たれるものがあったんですね。AWG ORIGIN®も、いろいろな事情でまだまだ書けないことがあったんじゃないかという気がしてきて、どうもこれは本物じゃないかという思いがすごく強くなりました。それですぐに会いに行こうと思って、連絡をとってもらって、会社にお邪魔しました。

AWG ORIGIN®には症状別にいろんなコードがありますけれど、松浦博士に会いに行ったときに私が体験したのは0012という免疫向上のコードです。私は昔、格闘技をやっていて首を痛めて右半身が不随になったことがあって、疲れてくるとときどき首がすごく腫れ上がって痛かった。そのときはちょうどそれがあって、首と腰にAWG ORIGIN®のパッドを貼ってコードをかけたら、逆に引きつって、これは何だろうと思っていました。ところが、その日の夜と次の日の朝、まるで様子が違って体が楽だったんです。首もすごく楽になった。それが衝撃的でした。当時はほぼほぼ休みなく朝から12～13時間はずっと治療していましたので、疲労困憊で…年も年でした。

――今、お幾つですか。

石橋　今年（2022年）63歳です。

――ツヤツヤしていますね。永田さんもツヤツヤしているから、この人たちは幾つなんだろうと思ってしまいました。

石橋　当時はまだ50歳ちょっとでした。

――そうすると、AWG ORIGIN®と出会って11年ですね。

石橋 最初はお客さんには使っていませんでした。まずは私どもが最初に受けて、確かにいろいろ体が楽になったりしましたが、まだまだ使いこなす自信もなかった。当時は今使っているような携帯型ではなく、かなり大きな据え置きのボックスタイプで仕事中はかけられなかったので、そのうち、うちのお客さんに試してもらおうということでやり始めました。

そのとき、東北の震災で避難している間に経絡の整体を覚えたいということで、千葉から福岡に来ていた子がいました。その子のお母さんがたまたま遊びに来ていたとき、夜中に具合いが悪くなって病院へ行ったら「胆管がんでステージⅡ」と言われたと言ってきたんです。手術もしたくない、何もしたくないということでした。それで、3カ月ぐらいAWG ORIGIN®を使い続けていただいて、最終的に大学病院で「何もないよ」と言われたということがありました。それが、私どもが最初に行ったがんの方です。やっぱりすごいなと思いました。

――3カ月でがんがなくなってしまったんですか。

石橋 そうなんです。

――それは毎日やっていたんですか。

石橋 週のうち5日はやっていました。AWG ORIGIN®専用の部屋もなかったので、うちの駐車場に車をとめて、そこに電線を引っ張って、車の中で朝から夕方までかけていました。

――そんなに長い時間ですか。

石橋 最低でも6時間、長いときは8時間。その方は、結果として体がよくなって、今は千葉に帰られています。

それ以外に、うちのお客さんに何人も使ってもらって、5~6年は無料でやっていました。ずっと続けていたら、お客さんたちがどんどんよくなって、AWG ORIGIN®をやりたいという人がどんどん増えてきました。いろいろな方に試していただいて、全部記録をとっています。逆にこちらがものすごく勉強になりました。AWG ORIGIN®に関しては、何年か前に計算したときはかかられた方は8000人ぐらいでしたから、今1万人ぐらいです。

――AWG ORIGIN®とバイオスキャンのセットで診ているとお聞きしています。

石橋 そうです。バイオスキャンで使っているオライオンは、もともとアジアスさんで使っていました。

永田康弘（アジアス社長） うちで使っていましたが、ちょっと使いこなせなかった。別のメタトロンというのを導入したこともあって使わなくなったので、ぜひ活用してくださいということで石橋先生にお出ししました。

――では、オライオンはメタトロンと同種のものという理解でいいですか。

永田 だいたい同じですね。

――画像で、体内の周波数の乱れが6段階で表示されるものですね。

石橋　私もメタトロンは知っていましたが、まだ自分で使ったことはありませんでした。うちのお客さんがメタトロンを持っていたので、ほかのお客さんをそれで診てもらっていたんです。経絡の施術をしていると、手や足を見ただけでもどこが悪いかというのはだいたいわかるんですが、それとメタトロンの見立てが合うかどうかなんかを確認したりしていました。

そうしているうちに、あるとき、私自身がRSD（反射性交感神経ジストロフィー）という病気になって、整体をすること自体が危ういという状態になってしまったんです。とにかく手が痛いものだから、施術ができないんですね。だから何か施術以外のことをやらなきゃいけないと思っていたんです。

その当時、永田社長がメタトロンの「サクラ」を買われて、もともと持っていたオライオンを使わなくなったと。そこでそれを活かしていきたいということでお願いして、オライオンをお借りして、自分なりにやり始めたのがきっかけです。

使い方を教えてくれる方もいませんでした。中身のことはあまり聞いたことがない。それでも、いろいろなことが出るので楽しくて夢中になって、永田社長と一緒にドイツへ行ってメタトロンの開発のエンジニアから直接お話を聞きましたが、私はよくわからないんです（笑）。かえって難しいなと感じました。マニュアル本はいっぱいありますが、これ全部覚えないといけないのかと思うと面倒になってしまって。勉強が苦手なものですから、自分なりにやり方を考えようと思いました。

私は、これはあくまでもAWG ORIGIN®を使うために利用したいという感覚でした。これで医学の勉強をするのではなく、ただAWG ORIGIN®のどのコードをかけたらいいのかということが、これでわかればいいと思っていました。そこで私が注目していたのは、6段階の波動のズレを表す画像よりも、横に出てくる赤と青の波形でした（11ページ［図4］）。

メタトロンの3Dの立体映像は、私の見方だとちょっと見づらいところもありました。

――3Dの機器のほうが2Dよりも上位にあたる機種ですよね。

石橋 そうですね。バイオスキャンでの検査は今まで2000人ぐらいの方にさせていただきました。

――バイオスキャンと、AWG ORIGIN®も入れてですか。

石橋 もちろん、セットですから。検査で2000人、延べ3000人から4000人ぐらいという感じです。続けている方は何カ月に1回という感じで定期的にずっとやっていますが、1回で終わった方もいらっしゃいます。

毎回、バイオスキャンで検査をして、お一人お一人に必要だと思われるAWG ORIGIN®のコードを一覧にして出しています。それをもとにAWG ORIGIN®をかけていただいて、その都度、変化を本人に聞いて確認しています。その変化の理由が私もわからないときは、知り合いのお医者さんに「こういう場合はどうなんでしょうか」と聞きます。そういうやり方をしながら今までやってきて、最近のコロナ関係では今までになかったようないろいろな変化があるんですが、それ以外で一番強く印象にあるのは、当時4歳だった白血病の女の子のことです。病院での治療が過酷で、肌なんか土色で、髪がなくて、自分で歩けませんでした。

――抗がん剤とかをやっている形ですね。

石橋 大学病院に1週間入院して、1週間家に帰って、このときは歩けない状態でした。少し回復して、また歩く。毎回どんどん弱ってきていたので、お母さんは必死だったんでしょう。ある方の紹介でうちに来られて、あまりの様子で私もどうかなと思ったんですが、「お母さんの気の済むようにここを使ってください」ということで、家族の方が泊まり込みでAWG ORIGIN®をかけていました。

――24時間ぐらいの感じですか。

石橋 それぐらいのつもりでやっていましたね。だんだん元気になってきて、中学1年生になりました。ものすごく元気になって、今では家族で一番元気だそうです。あの子はAWG ORIGIN®を導入して最初の頃のお客さんなので、すごく印象に残っています。

がんの方は、確かにすごく多いですよ。あとは、パーキンソンであったり、俗に言う難病というものです。一番多いのは、結局病名がつかない、わからないということでいらっしゃる方です。私は医師ではないので、病院で病名云々(うんぬん)がつくかつかないかはともかく、バイオスキャンでその人の脳が訴えていること、欲していることを見て、そのとおりにAWG ORIGIN®をかけていく、という形でやっています。

バイオスキャンで黒く出るところこそ、免疫が働いている証拠となります!?

――バイオスキャンで見て、悪い部位に対してAWG ORIGIN®のコードをかけていくということですか。

石橋　それがですね、そういう単純なことではないんですよ。メタトロンも、同じメインシステムを使っているニュースキャンも、私が使っているオライオンもそうですが、要は自分の脳の反応を映し出しているわけです。脳が「波動が乱れていて危険だ」と警戒している部分が、6段階の中で一番、周波数が大きくズレていることを表す黒いマークになって現れます（11ページ［図3］）。

例えば、自分の脳が「胃が悪い」と言って、画面に「6」の真っ黒なマークばかりになっているという場合はですね、逆に脳は「気づけている」ということじゃないかと考えているんです。脳が胃が悪いことに気づけていれば、免疫がちゃんと戦ってくれるはずなんですよ。脳が「胃が悪い」と強く言っていれば、必ず胃を修復しようとしています。そうすると胃に不調は出ない。逆に、脳が気づけていないところが危ないんじゃないかと。

社長、ちょっと手を見せていただけますか。（石井社長の手の甲を見る）

社長は腰とか関節系が弱いように見えますけれども、ちょっとおなかを壊しやすいですすか。

――そうです。

K（スタッフ、以下――）何でわかるんですか。

石橋 私は最初に経絡の流れから、その方の強いところや弱いところに見当をつけます。この手を見ると、腸とか心臓が弱そうだということがわかる。

だからそこには必ず免疫が働いているはずです。心臓が弱いことに自覚はありますか。

――ないです。

石橋 調べると恐らく、心臓にものすごく免疫が働いているはずです。だから何ともない。バイオスキャンの場合は、画像やグラフでチェックしたあとに、脳が、その器官はこういうことに気をつけたほうがいいぞと訴えている項目を一覧で見ることができます（11ページ［図5］）。病名だったり、菌だったり、ウィルスだったり、こういう危険があるぞというのが出てくるんです。脳が強く警戒しているものほど、赤い字で出てきます。画像だと先ほど社長が言われた6段階の［6］あたりで、とにかく強く訴えてきて、画面が真っ黒になる。こういうところは、免疫がしっかり働いてくれています。

――そこに問題があるわけではないんですか。

石橋 問題はありますが、私はその後、バランスを見ます。逆に脳のチェックが異常に甘いところです。例えば社長の場合、確かに腸とか心臓、どちらかというと不整脈なんかも出やすい体質のように見えるんです。

――いろいろ言われたことがあります。不整脈っぽいんじゃないかとか、心臓肥大とか。言われても全然気にしていません。

石橋 恐らく免疫が働いているからだと思います。

――免疫が働いているから自覚はないけれども、免疫が働いていないところが症状や病気として出てくるということですか。

石橋 画面やリストに出てくるのは、自分の脳がチェックして訴えていることです。逆に言えば、がんの方の99%はリストにがんは出ません。自分の脳が「がんだ、危ないぞ」とチェックできる力がない人ががんになるんじゃないかと考えています。そう考えると、チェックする力が強い人は丈夫な方が多いように見えます。周波数の乱れがチェックされていて、画面に黒がたくさん出る方は丈夫な方が多いように思いますね。一番怖いのは、大丈夫、大丈夫と脳がチェックできずに全部素通りしている方です。

――6段階の表示で言うと［1］とか［2］の人ですね。［1］は危ないと聞いたことがあります。［2］で周波数の乱れが少ないから安心と思ったら、違うんですね。

石橋　［1］は白で、エラーです。白とか黄色がたくさん出て、脳が「大丈夫だよ」と言っている。例えば肝臓がんと診断されたという人をスキャンすると、肝臓のところが黄色の［2］ばかりの方が多いです。脳がチェックできていないから、免疫が働いていないんじゃないかと思うんですね。

でも、ときどき、［6］のマークばかりで真っ黒の人がいます。調べると、体のありとあらゆるがんをチェックして、免疫がそれと戦っているような様子が見えるんですね。そういう方を見ると、今まで一度も風邪も引いたことがないと言うんです。何が大事かというと、チェックする力が強いかどうかなんじゃないかと。そう仮定して、それを基準に見ています。

――黄色いマークが多く出るのがよくて、黒いのはよくないんだと思っていました。逆なんですね。

石橋　ニュースキャンとかメタトロンとか、今はもう一般的になっています。コロナになってから、若い方で体調を崩される方もいらっしゃるし、こういった波動測定を受ける方がすごく多いんです。意識がすごく高くなって、福岡には東京からよくいらっしゃいます。「私もメタトロンを毎月受けていますよ」とか、「毎月ニュースキャンを受けています」とか、「いつも黒いところを修復して、セラピーをやっています」とか。

私は、オライオンでセラピーはやっていません。最初の頃はやっていましたけれども。十分な効果がないとか云々ではなくて、私の場合は、オライオンは脳がチェックできていないところを探し出すために使うという考えです。見つかったところにAWG ORIGIN®でコードをかけて修復を助けていくことをご提案します。社長の場合にはものすごく腸の免疫が働いているとは思いますが、ちょっと修復が追いついていないように見えます。ときどき壊しやすいのかなと思います。

――腸は問題があります。

まずは手足で経絡の末端を見て概要を把握します!

石橋 Kさん、ちょっと手を拝見します。(K氏の手の甲を見る)Kさんも便秘ですか。おなかが弱いですね。

――胃が。

石橋 気管支系もちょっと弱い。

――気管支は弱いです。

石橋 結合組織が弱いみたいです。SLE(全身性エリテマトーデス)の体質がちょっと強いのかも知れないですね。SLEというのは昔でいう膠原病体質です。自己免疫疾患といいます。悪いとかではないのですが、体質的にサルコイドーシスとかエリテマトーデスの傾向がどのくらいあるかで、その方の回復力とかがすごくわかりやすいようなんです。

――どこに出ているんですか。

石橋　手と足で経絡の末端を見ています。患者さんが写真を送ってくるんです［図35］。この方は広島でニュースキャンか何かをやった方です。AWGORIGIN®も受けました。スキャンしたときには筋ジストロフィーとか小脳とかがリストに

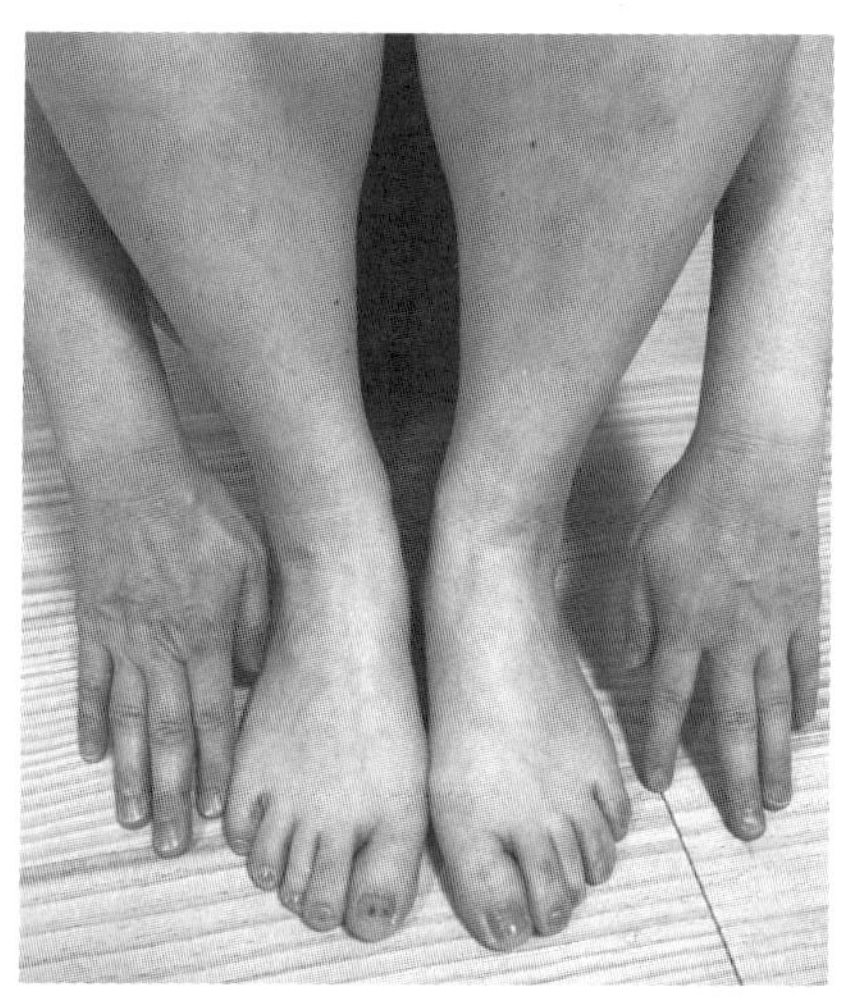

［図35］石橋氏の元に送られてくる手足の写真

あるけれども、手をパッと見たら、この方は胃腸と脾臓(ひぞう)が弱そうだし、パンヌス（炎症により関節の滑膜細胞が増殖して形成された絨毛状の組織のこと。軟骨を破壊したりする可能性がある）、そういった体質を持っているように見えるから、胃腸と脾臓、パンヌスのコードをＡＷＧ ＯＲＩＧＩＮ®でまずかけてみてはどうですかと。手に出ているのにリストにないということは、脳がチェックできていない可能性がありますから。

うちの福岡のお客さんの子どもさんで、ずっと通っている若者がいます。S君というボクサーです。お父さんは大学の教授で、胃のスキルスがんでした。この方は1週間に1回、来られていました。「そんなにしなくていいんじゃないですか」と言いましたが、「もう命がないから」と。

胃がぺちゃんこになって、全く食べられなかったようです。大学病院の先生にも見放されていて、何の治療もできない。

息子さんに「抗がん剤なんて要らんことするな。ＡＷＧ ＯＲＩＧＩＮ®だけ信じていけ」と言われて、うちに来られていました。そのうちに自分でAWG ORIGIN®を買って、毎日かけるようになって、結構ご飯も食べられるようになり、息子さんもえらく喜びました。

お医者さんには最初、「もう何もできません」と言われていたらしいのですが、同じ大学の先生だったんでしょうね、様子を見ていたのか、だんだんよくなってきて、ご飯が食べられるようになって、元気になってきたところで、それだったらと抗がん剤をされた。よくあるパターンですが。そうしたら、あっという間でした。息子さんから「実は私にも黙って抗がん剤を受けて、腹は立つんですけれども」と電話があって、びっくりしました。今はたぶん、息子さんがAWG ORIGIN®を使っていると思います。そういう残念な方が本当にたくさんいらっしゃいます。

永田　バイオスキャンで悪いところを見つけて、それに対するAWG ORIGIN®のコードを選定するというのは、すごく独特で石橋先生のオリジナルの手法なんです。結構、皆さんそれで治ったと言う人が多くいらっしゃいます。

石橋 (石井社長の足を見る) 社長は腸はともかく、胃はそんなに悪くなさそうなんですよね。

――たくさん食べていますし、酒も毎日飲んでいます。

石橋 腸の弱いところを胃が補っているような感じですね。足がつったりはされませんか。

――そんなにはないです。

石橋 痛風は注意されたほうがいいと思います。ただ、腎臓はもともとそんなに弱いほうではないので、大丈夫だと思います。

――痛風は何で痛くなるんですか。食べ物ですか。尿酸ですか。

石橋 昔は食べ物と言っていましたが、今はもうあまり……。

――注意しても治らない人は治らないよね。

石橋　腎臓の尿酸を排出する力が弱いんでしょうね。

〔ケース1〕70代女性の事例について見ていきましょう！

石橋　個人情報ですが、本人の許可をもらっています（12ページ［図6〜8］）。

例えば70代の女性です。毎年、役所からの定期健診がありまして、血圧が非常に低いというのが悩みですが、体はものすごく元気な方でした。あるとき、たまたま165という血圧が出て、お医者さんからは当然降圧剤を出されましたが、息子さんが「絶対飲むなよ」と言って連れてきました。その息子さんは栄養学の医学博士で、うちのお客さんでもありました。お母さんに会ったらすごく元気そうで、風邪ひとつ引いたことがない。

バイオスキャンの画像を見ると、この方は非常に［6］の黒のマークが多いんです。脳も真っ黒ばっかりです（12ページ［図7］）。

この方のオーラをチェックしています。チェックする力が、このでこぼこの部分です（12ページ［図6］）。チェックする力が強い人は、画像も必ず黒が多いんです。チェックする力の弱い人は、［2］の黄色のマークとか、［3］とか［4］の三角が多いです。普通、黄色や三角が出ると乱れが少ないということになって安心だねということになるけれど、チェックができていないだけの場合があるんじゃないかと私は考えているんです。

この方は血圧は110とか120しかなかったのに、急に160まで上がった。なぜ上がったのか。これは、このときのこの方の白血球のうちのリンパ球に表れています（12ページ［図8］）。どういった病気と戦って修復していたかというと、リストで詳しく見てみると、出てくるのはがんなんです。

――全身真っ黒のマークばかりじゃないですか。

石橋　脳が全身の異常をチェックしていて、これをリンパ球が戦って修復していたんじゃないかと。好中球も戦っています。

先ほど言ったように、この方は風邪ひとつ引いたことがない、病気をしたことがない。つまり、病気の強い因子をパッと見つけて、常にそれと戦っていたと考えると辻褄が合うわけです。

息子さんが「ほら見てみろ。これで降圧剤で血圧を下げてしまったら危ないよね」と。せっかくがんと戦っているのに、負けてしまうんですね。

――これと戦っているから、血圧が上がっていたということですか。

石橋　必死で戦おうとしていたんじゃないかと。ただ血圧が高ければいいとかではありませんが、病院で言われたとおりに血圧を下げてしまった人で、2～3年後にがんが発症した方を何人も見ています。やはり血圧は、必要なときには上げて、もう大丈夫となったら下げる。この力が大事だと思います。

この方の場合、この画像を撮ったのが一昨年（2020年）の7月で、その年の12月に血圧を聞いたら120ぐらいになりました。上がっていた血圧が下がったということは、ひょっとしたら、がんとの戦いはもう終わっているかもわかりません。ちょっと調べようということで、まずチェック力を見ました（12ページ［図9］）。これは半年後です。相変わらずチェック力も強いです。血圧は120になっていました。では、今はどんな病気と戦っているのかを見てみると、がんとの戦いはもう終わっているようです。ですから、血圧が元に戻った。変な話ですが、茶色とか黒のマークが出ることは決して悪いことではないんじゃないかと考えているんですね。

高血圧と低血圧と戦っていた。低すぎたら上げる、高すぎたら下げる、コントロールしてくれている。理想的です。これ以上見てもほかにあまり病気が見当たらない状態でした。こういう方が、典型的に黒の［6］が多い方です。

もう一つ言うならば、白血球に関して、リンパとか好中球、好塩基球が黄色の［2］ばかりの人は、ものすごく働きが弱いかも知れません。健康な人は必ず画面に［5］や［6］が出る。茶色や黒ばかりで色が悪いです。脳が体内でおかしいところをちゃんとチェックして、免疫がしっかり働いているのではないかと思います。

――黒が多いからそんなに乱れているのかと心配していましたが、イメージが覆りました。

〔ケース2〕50代男性の事例です!

今度は対照的ですが、この方は50代の男性です(13ページ［図12］)。どこを見ても黒とかは出ません。この方のチェックする力はほとんど働いていなくてオーラがツルツルです。だから黄色が多いと考えられます(13ページ［図13］)。チェックする力が弱いので、脳が体の異常を認識できていないのではないかと。体のどこに聞いても「大丈夫よ」と言う。

―― 脳が大丈夫だと認識しているから、こういうツルツルの形になるんですね。

石橋 この男性は、大人3人に抱えられて来ました。自分で歩けない、もう2週間何も食べられない、寝られない。「2週間、本当に寝ていないの？そんなことはないでしょう」と言ったけれども、本人は「寝ていない」と言っていました。座れないから横になったままでした。この方はうちに来るまで3年間、精神科のある病院に入っていて、薬漬けでした。

バイオスキャンの会社の方に「どうです、この方」とこの画像を見せたら、「すばらしいですね。こんな健康な方はめったにいないですよ」と言っていました。

逆に、さっきの元気な女性の黒いのばかりが出ているのを見せて「どう思いますか」と聞いたら、「うわっ、この方、大丈夫ですか」と。嘘は言えないので「まあまあ大丈夫ですよ」と言いました。

極端な言い方ですが真逆なんじゃないかと。肝心なのは、チェックする力なんです。

あまりにも画像に黄色が多いときは、絶対に疑っていい。画面で周波数の乱れを6段階で見たあと、脳がどういったことを警戒しているのか、リストを詳しく見てみるんです。リストには警戒しているものの項目と、それがどのくらい危険かというのが数値になって出てくるんですが、画像が黄色ばっかりのときはその数値が当てにならない。免疫を調べてもほとんど働いていません。でも、この黄色ばかりの画像を見せるとほとんどの方が「すばらしい体だ」と言います。なんだかおかしいなと思うんですね。

AWG ORIGIN®コードをどのように選定し、かけていくのか⁉

――こういう方をAWG ORIGIN®でやるときは、どんな感じでするんですか。

石橋　まず、ベースといいますか、免疫を上げたいですよね。チェックする力を少しずつ高める基礎的なコードをしっかりかけてもらいながら、体のベースを上げていく。

先ほどの50代男性の方は、半年ぐらい前にまた来ました（13ページ［図14］）。相変わらず鬱でしたが、随分元気になって、仕事も少しずつできるようになりました。チェックする力もほんのちょっと出てきました。

――基礎的なコードというのは何番ですか。

石橋　０００３、００１２は基本中の基本です。酸血症、脊椎（せきつい）に対応するコードです。先ほど言ったサルコイドーシスという体質とエリテマトーデスという体質がありますが（45ページ参照）、この50代男性の方はリストを見るとサルコイドーシスの体質のほうが少し数値が低い。そういう場合は、０３１８というコードを入れます。

あとは、最初にこの方に出したのは自律神経に関わる4つのコード、００３、００１２、０３２４、００５８です。それから、頭（脳）は００６９、０３０５、０３１６、０２３０で、チェック力を高めることを目指します。

――先ほどの70代の方はどういう感じのコードを出したんですか。

石橋　この方は本来、体はかなり強いです。リストを見たときにエリテマトーデスが７・９、サルコイドーシスが８・４という数値が出るということはすごく回復力が高い。ただ、２桁を目指そう、これを絶対に落とさないようにしようということで、０００３、００１２、００５６、０３１８を基本にしました。この方は早くがんとの戦いを終わらせたほうがいいので、白血球をしっかり増やして、白血球の働きをよくしようということで、０１９６、０１９７、００６０、００５９という4つのコードをたくさんかけてみました。

あとは、強いて言えば、持って生まれた弱いところということで、心臓と脾臓の系列に関係するコードです。例えば０２８５から、膵臓とか、腎臓とか、そういったものをときどき織りまぜながらずっとＡＷＧ ＯＲＩＧＩＮ®をかけていました。そういうように、一人ひとりに必要なコードを出すためにバイオスキャンをしていきます。

バイオスキャンで表現される数値をどうとらえるか!?

石橋　そうしたところ、血圧が下がったのは半年より前というので、たぶん5カ月間ぐらいでがんとの戦いは終わったのではないかと思います。これは結構早いですよね。こういう方は何人もいます。長い方は2年も3年もがんと戦っている方がいますが、この方は、やはり持って生まれたものが強かったんでしょうね。

――強いというのは？

石橋　このリストを見たときに出てくるサルコイドーシスとエリテマトーデスの2つの数値は回復力を表していると考えていて、基準値は1・5です。これよりも下の方は、今まで生まれてきてスカッとした経験がないというぐらいの方もいらっしゃいます。

――リストの一覧に、症状や菌の名前などと一緒に出る数字は何を表しているんですか。

石橋　この数値は、それぞれの器官で脳がどんなことを警戒しているかが出ていると考えているんです。基準値があって、それと照らし合わせることで、脳がどんな病気や菌をチェックしていて、警戒しているかがわかります。例えば動脈硬化がリストで出ていれば、動脈硬化の危険があることをチェックして、免疫が働けているんです。リンパ球を見たときに、リストに動脈硬化が出ていれば、脳が動脈硬化が危ないぞということをチェックしているということ。そしてリンパ球に「働けよ」と伝えることができていて、リンパ球が動脈硬化と戦っているということなのではないかと。

この方はこの時点で、血管関係はどこを見ても断トツで動脈硬化がリストに出るんです。

例えば心臓のリストを見ると、この方は冠動脈とか心筋とかが出てくるので、私は「心臓は少し応援したほうがいいですね」と言いました。こういうところにAWG ORIGIN®のコードをかけていきます。

もともとこの方は低血圧でした。低血圧ということは、この方は若干血の量が少なくて貧血ぎみだった。必要なときに隅々まで血液を運ぼうとしたら、ホースの先をキュッと握ってピューッと水を飛ばすようにしないと血圧が上がらない。それで血管がギューッとなる。それが動脈硬化なんです。

――動脈硬化のところに出ている数値が0・111というのは低いということですか。

石橋　基準値より低いですから、脳が「かなり危ないぞ」と言っていると考えます。

――動脈硬化になるぞという警告が出ていればいるほど、その数値が低くなる?

石橋　ゼロに近くなります。

――高くなって、基準値を超えてくると、リストから消えるんですか?

石橋　そうです。このとき、私は波形を見ます。波形を見て脳が何を警戒しているかを推測しているんです。がんを表す波形というのもあります。赤が上で、青が下で大きく離れてしまっているのががんの波形です。

赤が今の現状なのに対して、青は回復力と考えるとわかりやすいです。赤が上で青が下ということは、回復する力が全くついていっていないということです。何にせよ、赤が上で、青と離れていると、がんの因子を訴えていると思って間違いないと考えています。

AWG ORIGIN®コード0003はものすごく深いコードです!

――基本的には0003、0204をかけると言っていましたが、0003は確かpHを……。

石橋　酸性からアルカリに持っていきます。0003はものすごく深いコードです。

―― どういった意味で深いコードなんですか。

石橋 私も経験がありますが、例えば急におなかが痛くなった、急に苦しくなったというとき、AWG ORIGIN®をかけようとしてもすぐに冷静に適切な場所に適切なコードをかけることはなかなかできないんです。パッドは頭とか背中とかどこにつけるかも指示するんですが、急に体調が悪くなるとちゃんとしたところにつけられない。そういうときは、とりあえず0003をかけてみると、痛みとか苦しさとかがスッと楽になるんです。

ですから、お客さんには「何かがあったときにはまず0003をかけて、0003をかけている間に電話をください」と言っています。0003をかけるとだいたい30分はかかるのでその間に私に連絡がつきます。何かあったときには必ず0003。痛みとか腸閉塞とかが起きているとき、本当に苦しいときにかけてみるとよくわかります。

熱中症などで倒れて、とにかく0003をかけると、だいたいは0003をかけただけでちょっと元気になります。その間に様子を見る。だいぶ元気になったら、後で0012をかける。頭が痛いなら0069。あとは神経コードか動脈コードですね。やっているとだいたいおさまってきます。

永田　血液を暗視野顕微鏡で見ると状態が悪いときというのは赤血球同士がくっついてドロドロの状態なんですが、皆さん0003をかけるだけで赤血球はすぐにバラバラになります。そうならない人もいますけれども。

石橋　0003は本当に深いですね。

Chapter2

ヒカルランド女性スタッフ（Kさん）をモデルに本番スタート!!

これがバイオスキャン実演の模様となります！

石橋 では、さっそくバイオスキャンを開始してみましょう。（Kさんの足を見る）

Kさん（――）は胃が逆流性っぽい感じになりませんか。

――消化できないなというときもあります。

石橋 あとは、首の後ろの違和感、頭痛まではいかないかな。後頭部が重くないですか。

――体を触られると、凝っているとか張っていると言われますが、その辺はあまり自覚はないです。

石橋 バランスが悪いけれども、ひ弱ではありません。腎臓とか膀胱炎（ぼうこうえん）も起こしやすい。おのおのを見るとすごく不安です。股関節もかたいじゃないですか。

＝膀胱炎には悩まされています。股関節だけは昔からとてもかたいです。

石橋 ふだんは、1人のお客さんに最低2時間ぐらいはやるんです。だから、ちょっと簡易的にやりますね。

胃が気になります。胆嚢(たんのう)が弱い。股関節がかたいのも、それを見て言ったんです。胆嚢は首の後ろに来やすいし、ストレートネックにもなりやすい。

メタトロンは結構されているんでしょう。

＝数回は。時によります。黒が出るときもあれば、全く出ないときもあります。若いとき、胆嚢炎にもなりました。

石橋 腰は痛いですか。

＝腰は弱いです。今は大丈夫ですが、昔はよく腰痛がありました。

(検査開始)

石橋　最近、倦怠感（けんたいかん）が結構強くなかったですか。

＝　強いです。

石橋　少しアナプラズマ症が表示されています。

＝　アナプラズマというのはダニですか。

石橋　今、ダニは世界的に問題なんです。コロナの関係で、グッドパスチャー症候群、アナプラズマ症がリストに出る方は、今ものすごく多いです。軽度の方もいらっしゃれば、重症の方もいらっしゃる。共通しているのが、腎機能と白血球の働きがポンと落ちる。両方強い方は100％鬱病（うつびょう）で動けないです。

白血球の働きが少し弱いですね。倦怠感が続いているはずです。

＝　いつもだるくて、朝、起きた瞬間から気持ちは沈んでいます。

（検査終了）

石橋　では、最初にチェック力です（14ページ［図15］）。むちゃくちゃ弱くはないです。オーラのチェックを見るとき、頭、脳にチェックが入っている方のほうが、よりすごいチェック力が出ますね。割とぼんやりというか、ビシッと来ていないですね。チェックはしているんですが、黒ばかりというのは出ない。本当に全く問題がなくてこれだったら大丈夫だと思いますけれども。

サルコイドーシスの数値が低い（14ページ［図16］）。エリテマトーデスも両方低いな。Kさんは周りが感じている以上に回復力が弱いからきついはずです。

――だからいつも不機嫌なんですね。機嫌のいいときがないもの（笑）。

石橋　持って生まれての体質なので、そんなものだと思っているから耐えられるけれども、もともと強い人がその状態になったら耐えられないですよ。

――いつも落ち込んでいるようにしか見えない。この本ができ上がるまでに改善されて読者に伝えられたら、こんな福音はないね。

――26歳まで遅刻魔で、毎朝、起きられなかったんです。それで大学に行けなくて、卒業できませんでした。

永田 うちの従業員に遅刻ばかりする人がいました。30代ぐらいの女の人です。先生がちょうど浜松に来たときに見てもらって、バイオスキャンとAWG ORIGIN®をやってもらったら、今ではすごく元気です。原因不明の頭痛でずっと体調が悪いみたいだったけれども、それもすっきりと治りました。

――それもAWG ORIGIN®のコードで治療したんですよね。

永田 そうです。

石橋 Kさんもこれは本当にきついですよ。それでもまだエンジンがかかっている間はいいんです。

――家に帰ったら、もう、ダメなんですよね。

――傍から見ていても何でだろうというのがわからないんです。いろいろ先生に相談して、そのときはちょっとよくなるけれども、また戻るものね。

――鬱みたいな感じですか。

石橋　鬱っぽいというよりも、持って生まれた右脳と左脳のバランスと、今現在の使い方のバランスです。

ときどき、中学生ぐらいで不登校とかニートの子がいますが、半分は体の問題です。中には甲状腺に問題がある方もいますが、朝起きられないのに無理やり起きる。車でいったらエンジンがかからないけれども無理やりかける。今度は、家に帰って車庫に入れて、さあ切ろうかと思っても切れない。夜はキンキンです。

――Kさんは夜、仕事していますよ。

石橋　それはホルモンの問題です。人に言わせれば、早く寝れば起きられるだろうということですが、ダメなんです。スイッチが切れない。これで学校に行けなくなった子はいっぱいいいます。

――いい大学へ行っていたのに、2つとも中途退学です。その詳細は聞かなかったけれども。

――高校まで授業中はほぼ全部寝ていて、まともに授業を受けたことはないです。夜、勉強していました。

――それはすごくいい治験者だね。

石橋 この数値を見るだけで、そうだと思います。

最初のエリテマトーデスは膠原病の体質です。サルコイドーシスというのは医学界がいろいろ隠していますが、もともと医原病でつくってしまった病気だと考えています。

――ワクチンとかですか。

石橋 ではないかなと。ワクチン、予防接種、抗生物質でつくってしまった体質の病気と考えています。症状としては、目に現れやすい。

飛蚊症はありませんか。

――飛蚊症まではいっていませんが、ときどきおかしくなる。

石橋　一番注意しなきゃいけないのはぶどう膜炎です。黒いものがポツンと視界に出現してきて取れなくなり、それが増えていくんです。これはサルコイドーシスの方が一番起きやすい。

エリテマトーデスのほうは2・2ありますが、普通、2・2というと、「あなた、相当体がきついでしょう」と言うぐらいです。

例えば、さっきの、オーラがでこぼこだった女性は71歳でサルコイドーシスの数値もエリテマトーデスの数値も11以上ありますが、ものすごく虚弱体質で、自分は虚弱で結婚もできない、何もできないという感じで生きてきた人です。Kさんはこれが2・2と1・2しかない。だいたい6・9とか4・5とか、これでもまあまあですねというぐらいです。10を超えている人はものすごい回復力で、さっきの方はものすごく元気なんです。

――サルコイドーシスが1・200で、全身性エリテマトーデスが2・2

３７。

石橋　似た子がいました。25歳で去年（２０２１年）結婚しましたが、ご主人は大変です。ご機嫌が悪いときはびびっています。

胃は、検査中ずっとグラフでチェックしていました。このグラフだとびらん性胃炎のものに似ているようにも見えますよね。これはがん化に注意というものです。

ディスペプシアを起こしやすいのかなと思いましたが、それは出ていませんね。

――リストに大腸菌が出ています。

石橋　これはよく出ますね。ピロリ菌がチラチラと出ています。

こういうのを見たら、免疫は必死で働くはずなんです。ただ、漏れがないかどうかですね。

手には結合組織が弱いという体質が出ています。でも、バイオスキャンで見ると、結合組織はくしくも黄色が出て大丈夫と言っている。チェックできていないかも知れないですね。

今、画面に出ているのは胆汁と膵液が流れて出てくる乳頭というところです。ここではちゃんと弱いところをチェックしています。ここは普段は粘膜で閉じられていますが、食事をして消化するときには開いて、胆汁とか膵液が出て消化酵素が出てきます。

ここにしろ、喉や口にしろ、もともと粘膜が弱くて腸にいる菌やウイルスや寄生虫が侵入しやすくなります。以前胆嚢の炎症を起こしたとお聞きしましたが、それも原因はたぶん菌、ウイルスだと思います。膵臓のリストにも腸と同じようなものが出ています。

――大腸菌とランブル鞭毛虫。寄生虫だ。

石橋　本来は腸にいるべきものです。膵臓に言わせると「これを何とかしてくれ」ということです。

ホルモンバランスが非常に気になりますね。リストに出ている胆嚢ジスキネジアは胆嚢の運動障害です。

お酒は?

――飲んだら飲めますけれども、ほぼ飲まないです。

石橋 肝臓はそんなに強いほうではないですね。十二指腸もジスキネジアが出ていますね。朝起きると、鼻の調子が悪くないですか。

――あまり気にしていませんでした。

石橋 確かに体のエンジンがかかっていない。壊れているわけではないですけれども、これはきついでしょう。この体質に甲状腺があったら、一歩間違ったらニートですよ。体質は人から理解されづらいんです。

――怠けているとかサボっているとか言われてしまうんですね。

石橋 こういう人は今まで何人もいらっしゃったけれども、みんなあだ名が

「怠け者」です。親からも理解されませんから。きつい人は朝起きて、スカッと元気だなという経験がないんです。

――AWG ORIGIN®を一回経験したら結構改善しますか。

石橋 改善しますよ。大丈夫です。

腎臓ですが、まずさっき手から体質を見せてもらいましたが、何もないということは絶対あり得ないです。なのに黄色ばかり。膀胱炎とかをすごく起こしやすいし、腎臓がこんなに問題がないはずがない。グラフを見ても、だいたい青と重なっているけれども、ほぼほぼ赤がずっと上ですよね。回復が追いついていない。

もう一回もう1つの腎臓を見ると、黄色ばかりでしょう。腎臓は何ともないと言っているんです。非常に疑わしいです。こういうのは脳のチェックが漏れていると考えてみた方がいい。リストを見たときに出てくる項目の配列はいいとしても、それぞれの数値は本来もっと低いはずです。どんなことを警戒しなければいけないかというチェックはできているけれども、どのくらい警戒しなければいけないかというチェックが甘いんじゃないかと。

これを見ると気になるのはグッドパスチャー症候群です。グッドパスチャーというのは、さっき肺を見ていたら、事前に聞いていたとおり確かに結核の跡がありました。小さいときに結核をしたんだなと。アデノウイルスの耐性もあります。変な話ですが、ずっと肺でウイルスを飼っているような感じです。慢性的に肺とか気管支にウイルスが長くいる。実はこれがグッドパスチャーを起こします。

グッドパスチャーは腎機能を落とします。Kさんの体質からいって腎機能が落ちたら貧血を起こします。腎臓からエリスロポエチンというホルモンが出なくなると血をつくれという指令が行かなくなり、ますます体がきつくなります。これは東洋医学で俗に言う腎虚（じんきょ）です。きつい体質の上に、もっときつい体質がさらにもう一つあるということになりますが、わかっておけば大丈夫です。

ホルモンのバランスが悪いですね。たぶん低血圧じゃないかと。

＝ 血が足りなすぎて献血できないんです。

石橋 でも、Kさんは持って生まれた貧血や低血圧ではありません。血圧は低いでしょう。

＝ 低いです。

石橋 これを見ると数値として1・8あればいいところ、1・6あります。本当の貧血の人は0・2とか0・3なのに、Kさんは1・6あるんです。ということは、何かが血をつくるのを阻害したり血圧を下げたりしている。その一つは腎臓だと思います。これは間違いない。

動脈、自律神経、静脈のリストを見ると、結局、Kさんの脳はくも膜下出血を警戒しているようです。くも膜下出血を起こしやすい、静脈が切れやすいということを警戒しているから、血圧を上げません。上がると危ないから。

献血が絶対通らないのは、血小板が少ないからでしょう。血栓が危ないと思ったら、脳梗塞、心筋梗塞を警戒するわけですから、血小板を減らすんです。これを改善すれば、血圧は必ず上がります。

＝＝そんなこと、石橋先生に見てもらわないとわからないですよね。

永田　唯一無二です。オライオンを習いに一緒にドイツに行きましたが、いわゆる黒いものが悪いと、そこも同じような説明でした。先生のやっていることと真逆です。

＝＝老人性退縮というのも出ていますね（14ページ〔図17〕）。

石橋　胸腺は白血球をつくるところで、体の中で一番大事な部分です。生まれてから15歳がピークで、15歳のときの強さを使って死ぬまで生きます。だから、15歳を過ぎたら老人性の退縮なんです。

ただ、この数値が0・1でしょう。これはKさんの体の中の免疫構造から見ると、もう緊急事態宣言が出ています。ずっと緊急事態宣言が出ていますよ。だから免疫は胸腺でしっかり働いているはずです。だから動けている。そうでないともちません。ほかを放っておいても胸腺を強化しないといけない。

ディジョージ症候群といって生まれつき胸腺がない子どもがいますが、一生無菌室から出られません。胸腺がなく白血球がつくれないからです。

――免疫ゼロですか。

石橋　ゼロです。だから胸腺というのは大事なんです。鉄欠乏、貧血。思ったよりも貧血がリストに出ません。

――低血圧になっている大きな原因は胸腺ですか。

石橋　胸腺もそうですし、脳卒中とか、心筋梗塞とか、脳梗塞とかをすごく警戒しているんじゃないかと思います。

サルコイドーシスは脳がしっかりチェックして、免疫が働いて頑張ってくれているようですね。だからあまり症状が出ていないんじゃないでしょうか。

これだけサルコイドーシスの数値の低い人だったら、少なくとも飛蚊症のでかいのが飛んでいるはずなんです。

――私が今ちゃんと見えているのは、体が戦ってくれているからですか。

石橋　そうです。これはすごいですね。

そして血小板が少ないかも知れない。これは持って生まれて少ないのに、なおかつ、さっき言ったように血栓が危ないからさらに減らしているんです。

これでは献血は通りません。

戦っているのはサルコイドーシスと胸腺ばかりですね。頑張って戦ってくれていますよ。

――この赤いところがみんなそうですか（13ページ［図19］）。カタル性炎症、胸腺、老人性退縮、胃腸炎、いろいろ出てきますね。

石橋　これはちょっと項目はいいんです。チェックはちゃんとできているんですが、数値を見るとまだチェックが甘いですね。これだと思ったとおりいかない。

ちょっともう一回いいですか。

（検査）

石橋 今、Kさんの脳から、免疫に対してこういうものを修復しなさいという指令が出ています。神経、腸、胃、甲状腺、肝炎、食道炎、シェーグレン症候群、多発性筋炎も出ていますね。

――頑張っている。

石橋 指令だけですよ（笑）。本当に体も疲れやすい。これだけのものを何とかしなさいという指令が出ています。胸腺は絶対に戦わないといけません。もう非常事態宣言ですから。

その中でも一番頑張っているのは好塩基球です。リストに出ているものとは戦ってくれています。肝炎とかはチェックが抜けています。働けと言われているけれども実際には修復していないから、肝臓は特別よくもなければ悪くもならないという感じです。これで血の量が増えていけばいい。大もとのつくる力はあるんです。珍しいですよ。

松果体のリストに微生物とか出ているのは、Kさんの体の中の菌とかウイルス、どういったものから一番体に影響を受けているかを出しています。リストの上から4番目までは恐らく子どものときの予防接種が原因じゃないかと思います。

子どものときに肺の治療はされましたか。

＝＝ 20代の頃ですが結核のときは、4カ月間隔離されて治療しました。

石橋 ペニシリンの種類がリストに出るのは何ですか。

―― 抗生物質か子どものときの予防接種か、どちらかですね。

石橋 医学が隠していることだから医原病だらけだ。

―― 身内に糖尿の方はいらっしゃいませんか。

＝＝ います。おじいちゃんかな。

石橋 お母さんではない？

――母は聞いたことないです。

石橋 女性の糖尿は結構多いんだけれども、お母さんが糖尿だと100％間違いなく娘さんに行く。

――リウマチはよく聞きますね。

石橋 そこまでの体質ではないですね。どちらかといえば社長のほうがアレルギー性リウマチのパンヌスの体質を持っています。

Kさんは右脳派ですが、右脳を素直に使えない。どこかで冷静に判断しているけれども持って生まれたのは右脳派です。ただ、最近はあまり楽しくないみたいです（笑）。

直感力とかインスピレーションはすごく強いんですが、左脳で一個一個、「でもな、待てよ」とものすごく慎重になる。

染色体の11番にちょっとした傷があるような表示が出ています（14ページ

［図20］）。胆嚢炎だったのはこれもあるかも知れませんね。ヘモグロビン不足による貧血、黄疸とかも出やすい。糖尿も同じです。こういうのにやや注意したいですね。でも、そんなに大きな傷ではありません。

隠れていますが、これだけポツンと［4］になっています。染色体19番（14ページ［図21］）のこれが、小さいけれども白血病のサインかも知れません。細かいけど、こういうのをAWG ORIGIN®をかけて消していきたいんです。白血球がせっかくあれだけ頑張って戦っているのに、こういうのがいまいち弱い。

さっきちょっとお見せしましたが、リンパ球は茶色とかが出て頑張っています。脳がちゃんとチェックしていますね。

好酸球は黄色ばかりです。何も働いていません。

単球も働いてはいるけれども、ちょっと色がね。さっきの70代の方は真っ黒だったでしょう。ここは色が悪ければ悪いほどよく働いている証拠です。

色がいいとチェックする力が働いていないということだから困るんです。

好塩基球も、まあまあ頑張ってくれています。でももうちょっと茶色とか黒が出てもいい。

それから好中球ですね。これも頑張ってはいるけれども、もうちょっと。このあたりがもうちょっと頑張ってくれれば全く変わります。

——人生で初めて楽しくて元気なKさんが誕生する。

‖みんな、そんなにいつも元気なんですか。

——朝起きたら「ヤッター！」と叫んでますよ！

石橋 その日によっては多少きついときもあります。前の日に飲みすぎたなとか。

——うちのかみさんと二人で「ヤッター！」と起きて、一日働く。こんなにいっぱい仕事があるのに、落ち込んでいられないよ。実際に毎日楽しくやっています。Kさんにはそういう経験はないかもしれないけれども、それは普通じゃないから。だから、楽しくなるよ。

――小さいとき、何でみんなそんなに楽しそうにしているのかわからなかった。

石橋 ついていけなかったと思いますよ。何でこの人はこんなに元気なのと思っていたでしょう。

――何で毎日楽しそうなんだろう、私はダメな日があるのに。何でみんなにはダメな日がないんだろうと、すごく不思議でした。

――みんなは逆に、何でKさんは毎日こんなに沈み込んでいるのか、きっとわからない。でも、これを見るとKさんのせいじゃないよ。ワクチンか何かの副反応が強かったんだね。今の子どもたちは、わかっている人が調べると、ワクチンの影響はすごいらしいです。見えないからね。

石橋 そうでないと、サルコイドーシスの数値がこんなに低いはずがないです。これは予防接種がやはり疑わしいです。持って生まれたものは全然弱くないんですよ。それが落ちているんだから。

ワクチンはロシアンルーレット

永田　それは、体質でワクチン等に弱い人ということですか。

石橋　これはタイミングなんです。白木先生という内科の先生がいらっしゃって、最初の頃、その人と一緒にＡＷＧ ＯＲＩＧＩＮ®の組合をつくってボランティアをしていましたが「予防接種はロシアンルーレットと一緒だ。当たる人もいれば、当たらない人もいる」とよく言っていました。そのときその方の持っている菌とかウイルスのバランスによって一人一人違うので、爆弾を踏んでしまう人もいれば、大丈夫な人もいた。

――今回のコロナワクチンもそうですよね。みんなロシアンルーレットと言っています。大丈夫な人と、大丈夫じゃない人の分かれ方が半端じゃないです。

――ひどい人だと、どんな人が来ましたか。

石橋　去年（2021年）の暮れから極端に増えたのが、1カ月〜2カ月前は何ともなかった人が、ちょっとおかしくてワクチン接種の1カ月後に行ったら、もうがんのステージⅣ。いまだにそういう人が来ています。その中で、たまたま医者が2人いました。

――ワクチンの回数は関係なく？

石橋　関係ありません。1回目でなった人もいれば、2回目でなる人もいます。

――打てば打つほど確率が高くなってくる。

永田　今、救急車に出くわすことがすごく多いですね。

――日本中でそうでしょう。ここだって、かつてない救急車の音の回数です。いじめられるのが嫌だから、みんなあまり大きな声では言わないけれども。

永田　あれだけテレビで「ワクチンを打て」と言っていると、日本人は真面目ですから打ってしまいますよ。

――田舎では電話がかかってくるそうです。「3回目、4回目はいつにしますか」「じゃ、8月に」みたいな話をするそうです。

Kさんへのコード表

――Kさんマニュアルができたら、きっと劇的に元気になるような気がします。

石橋　はい、こちらがKさん用のAWG ORIGIN®のコードマニュアルとなります（14ページ［図22］）。

――ありがとうございます。これを上からやっていけばいいですか。

石橋　基本のコードと頭（脳）に作用するのがあるので、それだけでも変わると思いますね。

――トラウマのコードが入っている。

石橋　トラウマというのはすごくいいコードですよ。

――ぼくも何度か自分でかけました。

永田　僕もやりましたけれども、トラウマはすっきりします。疲れたとき、結構みんなやりますよ。

Chapter3

AWG ORIGIN®と バイオスキャンでつかむ コロナとワクチンの 正体とは!?

先ほどの70代女性がワクチンを打ったら一気に変わってしまった⁉

石橋　さっきの70代の女性は病気をしたことがありません。こういう人が一番病気に強い。出るのは黒ばかりです。実はこの方がコロナにかかりました。

去年（2021年）5月にバイオスキャンをやりました。このときも体のチェック力は強いんですが、頭の部分のチェック機能が抜けていました。このときは元気だったんですが、9月になって急に「体がだるい。きつい」と言い出した。もともと風邪も引いたことがないから、夏バテかもしれないと思っていたようです。

ところが10月の最初になると、背中にこぶができていた。粉瘤（ふんりゅう）というか、脂肪が固まったりする。近所の医者に「それは脂肪で痛みがあるから取ったほうがいいよ」と言われて病院へ行ったら、筋線維腫、要するにがんのステージⅣで「手術しても無駄かもわからない」と言われたと聞いて、びっくりしました。絶対にがんにならないような人で私も信じられなかった。この方は大阪の方なので京都へ来ていただいて10月に調べました。そうしたら、チェック機能がすっかりなくなってオーラの凸凹がなくなり、ツルツルだったんです（13ページ［図11］）。

――えっ、あんなにすてきなオーラだったのに。

石橋 ワクチン一発です。今はほとんど元気になりました。

――ワクチンを打つと、何でこうなってしまうんですか。

石橋 なぜかはわかりません。ただ、ステージⅣで来られた方はみんなこうです。オーラがツルツルでチェック機能が働いていません。ワクチンを打った後にがんだと診断されて、初めてうちに来た方はその前のデータがないからわかりませんが、この方は前からデータが残っているのでわかりやすいです。

息子さんがびっくりして、「自分の親ながら非常にわかりやすいですね」と言っていました。去年（2021年）の9月、10月ぐらいからチェック機能がなくなってしまったおかしな人が増えました。

コロナとワクチンと鬱

――ワクチンを打って具合が悪くなる人は、弱いところが悪くなるとしたら、皆さん症状は個別ですよね。

石橋 個別です。ただ、一つだけ共通していることがあります。さっき言った、アナプラズマとグッドパスチャー、謎の倦怠感というやつです。ひどい人は、ここ1年~2年、ずっと悩んでいます。

おもしろいと言ったら失礼ですが、60歳ぐらいのお客さんで大分の山の中で27年間、無農薬の農業をやっている変わった人がいます。それだけ体力もありました。今年（2022年）5月かな、家族に連れてこられたら、鬱病なんです。半端じゃない倦怠感で何もやる気がない。27年で初めて田植えができなかった。できなかったことに対してまた落ち込んでいる。

——その方もワクチンですか。

石橋 この方はワクチンは打っていませんが、要はウイルスの蔓延です。1カ所だけポコッとしていますが、この人もツルッとしています。悪くなってから来ました（15ページ［図23］）。

リストを見るとレンサ球菌BOVIS Dというのが出ています。これがワクチンなのではないかと（15ページ［図24］）。機械によって名前の出方が違いますが、オライオンではこれがワクチンではないかなと考えています。この方は打っていません。打っていなくても、ものすごく影響を受けている人はこの項目が出ます。心臓に影響を受ける方が一番多いです。

永田 ワクチンを打っていなくて、そういう影響が出ているというのは、コロナにかかったということですか。それとは関係ないですか。

石橋 かかった方もいらっしゃいます。症状がほとんど出なくて、本当に無症状というやつですが、それでも謎の倦怠感が出る。

―― 周りにワクチンを打った人が大勢いるとか、あるいはそばにワクチンを打った人がいると影響を受けるという説も出てきていますから、それはちょっとつらいですね。

石橋 この方も結核菌が出ています（15ページ［図24］）。この方は鬱病で来て、今はもう元気です。意外と復活が早かったです。

―― やはりAWG ORIGIN®ですか。

石橋 はい。この方は結構来られていました。

―― どのくらいの頻度で来ましたか。

石橋　毎日とは言えなかったけれども、「どうせ何も仕事ができないから」と、来ていました。

永田　本当の鬱の方はそこまで行けません。自宅に引きこもって、治療へ行くのがおっくうだと、行かない。行くということは、やはりいいと感じているんです。

石橋　本当の鬱の方は、表面は明るいですよ。人がいなくなったらドーンと落ち込む。表面は明るいから、「えっ、何でこんな人が死んだの」と言われる。そっちのほうが危ないなと思います。ものすごく気を使うんです。

——最近、亡くなった芸能人の方にしても、急でしたものね。

石橋　彼には間違いなくグッドパスチャーとアナプラズマ、両方あったと思います。

この治験者の方は結構気を使うんです。だから危ないなと思いました。

腎臓を見ても赤いグラフが上に、青いグラフが下になって異常を示しているのに、画像は黄色ばかりできれいなんです。これはあり得ないことです。グラフを見ないと異常があることは絶対わからないと思いますけれども。

この方も、リンパ、好酸球、好中球、単球、全部きれいでしょう（15ページ［図25］）。特に好酸球なんて白が出ています（15ページ［図26］）。

――白はどうとらえるんですか。

石橋　白は「チェックしているかどうかもチェックできませんでした」と。だから、白が出る人は一番要注意です。

Chapter4

統合失調症など
心の病にも有効な
レシピがあります!?

右脳と左脳のバランスで見てみる！

石橋 この方は、典型的なスピリチュアル脳です（15ページ［図27］）。苦しいのに、脳は楽しそうなんです。

＝ 楽しそうとか楽しくなさそうというのは、何を見て判断するんですか。

石橋 右脳と左脳のバランスです。

＝ 右脳と左脳のバランスは、この画面だとどう見たらいいですか。

石橋 大脳を見ると、リストに強迫地震動という項目が2つありますね。この間に統合失調症という項目があります。この統合失調症というのが1つのポイントになります。プログレッシブ統合失調症が上に来ている人は、インスピレーションとか、ものすごい絵を描く芸人さんのような、普段は訳がわからなくて、絵だけでコミュニケーションを取るような…。

——シャーマンみたいな人ね。

石橋 2つの強迫地震動が割と離れているでしょう。これは典型的なスピリチュアル脳です。

——どっちが右で、どっちが左側でしょう。右が先に出るんですか。

石橋 今、見ているのは右脳も左脳も含めた大脳のリストですが、右脳、左脳は別にリストがあります。それぞれのリストで右脳と左脳に出ている強迫地震動の位置と数値を確認して、大脳を見たときに、2つ、強迫地震動という同じ項目が離れて出ているんですね。1つは左脳で、1つは右脳なんですが、左脳が上に来て、右脳がこんなに下というのはまずいません。不思議ですが、左脳が強い人は、必ず右脳と一緒にリストの上のほうになってきます。

——左脳だけ使って、右脳を使っていない人はいないということですか。

石橋 ほとんどいないですね。逆はいっぱいいますが。

＝　右脳だけ使って、左脳を使っていない人はいっぱいいますか。

石橋　はい。この人は、どちらかというとそれに近いタイプです。こういうときのバランスを見ると、意外と楽しく生きていそうな方が多いです。

下にある右脳がちょっと上で、2つがもう少し近づいていて本来だったらさっき言ったプログレッシブ統合失調症がその間に入り込むのがものすごくいい。

この方は岩手の花巻出身で、九州大学の農学部を出て学校の教師をやっていたぐらい、めちゃくちゃ頭がよかった。宮沢賢治に憧れて農業を始めたんです。今は持って生まれた脳でやっていますが、これだけを見ると、たぶんあまり楽しくない。

＝　統合失調症という項目がリストに出るのはどういう意味ですか。

石橋　統合失調症が出る場合は、インスピレーション、直感力が強いです。

＝　統合失調症は出たほうがよくて、右脳と左脳の間にあるのが楽しそうに生きている人ということですね。

石橋　これが抜けると、本人はあまり楽しんでいません。

＝　インスピレーションが湧いていないということですか。

石橋　インスピレーションを使えていないんです。そういう脳なんだけれども。今の状態を見るために灰白質などのリストも見ていますが、もともとは直感力があって使えているはずな人だと思いますよ。もともとは強迫地震動と強迫地震動がリストに2つ入っている。これを見ると、この人は自分のやりたいことをやっていて、すごく楽しんでいるなという感じです。

＝　何でそう読み取れるんですか。

石橋　何十人も何百人も見て、その方と話をして、いろいろやって、やはり間違いないなと。脳も3カ所から見ています。大脳の数値はもともと持って生まれたもの、大脳の灰白質は今の状態です。

灰白質を見ると現状は全然楽しい思いをしていないんじゃないかと。

――理論とは離れて、今こういうことをしたほうがいいとか、こういうのがいいんじゃないかみたいな思いつきが統合失調症という名前で計測される。それが右脳と左脳の間に出てくるのが「楽しく生きていそう」ということですか。

石橋 考えたら、そういう方って楽しそうですよ。5番染色体に、昔でいう精神分裂症、今の統合失調症を表すのではと考えられる傷のような表示があります。

神田明神に作品を奉納されたピカソの最後の弟子の松井守男画伯が、（2022年）5月だったかな、亡くなりました。ワクチンを打ったあとですね。

――日本の画家、愛知県豊橋市出身、フランスを拠点に活動。

石橋 この方は典型的な「楽しく過ごしている人の脳」です。芸術のセンスは半端じゃない。この方は意外と左脳もすごくて、すごく気を使う、ものすごくいい方でした。

スポーツ選手の中にも独特の子がいます。左脳を全然使っていない。ある面、それだけはすごい力を出すけれども、一般常識はどこかに飛んでいく。

＝ 精神分裂症とか統合失調症は、そういう名前はついているけれども、インスピレーションを受け取る才能の働きで、それがちょっと過剰になると病気扱いされるということですか。

石橋 私の孫は2歳のときに人から「耳が聞こえないんじゃないか」と言われて検査しようと思ったけれども、2歳だとじっとしていないので、CTとかは全身麻酔でしかできません。調べてもらいましたが、要は発達障害であると。さっきの統合失調症やらがやたらといっぱい出て、確かに5番染色体にも傷のような表示がありました。ただ、強迫地震動が一番上にボーンと赤で出るぐらいすごかった。

＝ 強迫地震動というのは何を表しているんですか。

石橋 それは調べても出てこないんです。多分、ロシア語の何かを直訳しているんでしょうね。ほかの機械では精神神経○○とか、メーカーによって出方は違いますが、これにあたる項目はどの機器でも出ます。

―― 脳の振動を表すみたいな感じですか。

石橋 そうなんでしょうね。

知らず知らずの間に自分の体が楽しんでいるか、楽しんでいないかですね。やはり楽しんでいる人は病気に強い。今現在、何かが起きているときは、だいたいあまり楽しんでいません。そういうのを見るときは、これをわざわざお客さんに言うときもあれば、言わないときもあります。

―― 言われたら、「ああ、楽しんでいないんだ」となる人もいるんですね。

石橋 逆に言えば、Kさんはインスピレーションとか直感力とかがめちゃくちゃ強いんじゃないかと思いますね。

コードの使い方をもっと深く知る!

‖　ＡＷＧ ＯＲＩＧＩＮ®をかけるときは、もちろん基本のコードは入れると思いますが、脳がチェックできていないところを中心にかけていくんですか。

石橋　例えばＫさんのを見ていると、すごく胸腺が働いているでしょう。そういう場合は免疫が働いてくれているからいいんだけれども、その戦いを早く終わらせたいんです。早く終わらせたら、早く違うものと戦ってくれます。あまりにもあっちでもこっちでも全部のものと戦っているようなのは緊急事態なので、何とか生き長らえるのに精一杯で回復できない。その免疫の戦いを早く終わらせるコードは０３０９です。

基本と頭のコードだけでも、たぶん、目覚めは違うと思います。

＝　コードの一覧を見ると基本、頭、心臓、腎臓、甲状腺と書いていただいていますが、基本のところはきっと全員に書かれますよね。

石橋　あとは1人ずつ全部違います。

＝　頭に関するコードが必要がない人もいますか。

石橋　頭はほとんど入れます。チェック力を落としたくないから、ときどきでもいいからかけてください。特に今、具合の悪い方は、チェック力が落ちている方が多いので。

＝　さっきみたいに、ワクチンを打ったら全部ツルッとなって、チェックすることができなくなるから、頭のコードを入れる。

石橋　逆に言えば、急にがんになった人は、それまではがんをチェックしていて、戦っていたかもしれない。ところが、チェックが何かの理由でできなくなったので、免疫が戦わなくなって、急にがん化してしまった可能性もあると考えられると思うんです。だから、頭のチェック力さえ戻れば働きが急に変わってよくなってしまう方もいるんじゃないかと。私は、基本と頭は必ずセットで入れます。

――頭に作用してチェック力をつけるためのコードとして、脳脊髄液、視床、血栓、トラウマ、神経、卒中というコードと書いてくださっていますが、チェックのために入れるコードは人によって違いますか。

石橋　チェックの項目は、0069、0305、0316。

Kさんは神経衰弱に関わるコードを入れています。脳疲労なんじゃないかと。疲れている。だから0230を入れましたが、人によっては0213とか、0225とかを入れる場合もあります。

――ドーパミン受容体D1。

石橋　中枢神経の伝達物質の受容体です。

――要は、伝達されている物質を受容できないからチェックする力が落ちるということですか。

石橋　そうです。パーキンソンなどもそれに近いんじゃないかと思いますね。

――もう一回整理すると、検査を受けて、脳のチェック機能が働いているかどうかをまず見る。そして、何に強く働いているか、何を見落としているかを見る。その上で、チェック機能が強く働いている部分には免疫が働いていると考えられるので、その働きを助けるようなコードをAWG ORIGIN®でかける。チェック機能が働かなくて見落としている項目にもAWG ORIGIN®をかけるのと、チェック機能そのものが働くようなコードもAWG ORIGIN®でかけていく、ということですね。

石橋　そうです。

Chapter5

人工透析の場合、極度の糖尿病の場合はこうしています!

人工透析をやめる!?

石橋　あとは、さっき見たとおり、明らかに腎臓のチェックが手薄だとか。

‖　先生が手と足から見て、ここはまずいだろうなと思っていて、しかも機械が見落としているところ。

石橋　見落としと言えば見落としです。例えば、グラフで訴えていることと画像では、あまりにギャップがありすぎるとき。

‖　グラフの中では、赤い線が青い線から離れて上のほうにあって、回復が追いついていないからまずいだろうなということが読み取れるのに、画面上では［2］の黄色ばかりで、波動のズレがほぼ見えていない場所ということですね。

石橋 腎臓を見ると、［2］の黄色ばかりできれいでしょう。脳が何のチェックもしていない。「こういうのに注意よ」なんて、何も言っていない。でも、リストを見ると、石とか、糸球体腎炎、膵炎という項目が出ている。私が最近ちょっと多いなと思うのは水腎症です。これは血液の水分を尿で出してしまいます。

――血液が濃くなってしまう？

石橋 血がドロドロになります。血栓も起こしやすいし、水分をとる割には喉が渇く。お酒を飲んだ後みたいな状態です。水腎などが出てくると、水分をとるというよりも、腎機能を回復させないといけない。あとは、グッドパスチャーが項目に出ていないかを見たり。

一番ひどい方は腎不全が出ます。人工透析をされている方は、やればやるほど働きませんし、腎不全が結構出ます。

人工透析をほぼ完全にやめた方が1人います。

―― AWG ORIGIN®を続けて、人工透析をやめた人ですか。すごいですね。

石橋 週1回ぐらい、お守りがわりに行っている人もいます。

―― 人工透析は、一回やったらやめられないといいますよね。

石橋 絶対やめられません。

―― AWG ORIGIN®をかけることによって、機能が回復する?

石橋 腎機能を回復させる。週1回になっただけでも全然違うと思います。体が楽です。人工透析をずっとやっている人は普通はおしっこが出ませんが、皆さん途中でおしっこが出だすんです。水分を制限されているけれども、水分をとって、おしっこが出る。それを少しずつ繰り返していったら、体が一番楽になる。透析の直前になるとぐったりしていたけれども、それが全然ない。

―― ちゃんと自然な形で老廃物が排出されているということですね。

石橋　大分で透析をされている方は、どんどん元気になりました。ちょっと元気でわがままな人なんです。「こんなに元気ならいいか、やめた！」と、一気にやめたんですが、3カ月ぐらい経ったら調子が悪くなって、また透析を始めました。「透析もやめたけど、AWG ORIGIN®をかけるのもやめた。自分はもうよくなった」と。今は週に1回だけ透析に行っています。数値もいいので、医者は何も言わないらしいです。

インシュリンをやめる!?

石橋　6歳からインシュリン注射を打っていた典型的な1型糖尿病の方は、現在23歳ですが、今はほとんど打っていません。大学病院の検査でインシュリンが全くゼロだったのが、何%かずつ出だした。

‖　例えばもともとあった機能が病気で衰えたとき、「ＡＷＧ ＯＲＩＧＩＮ®を使ったら復活しました」だったらすごくわかりやすいけれども、もともとなかった機能が正常化したという症例もあるということですか。

石橋　どうとらえるかですね。1型とか言うけれども、あの子がインシュリンを打ち始めたのは6歳です。ということは、少なくとも6年間は何とかなっていたんです。

‖　ある程度の数値だったものがゼロに近づいたのを何とかもたせていたところ、インシュリンを使わずともＡＷＧ ＯＲＩＧＩＮ®で自然の力でできるようになるところまで持ち直したということですか。

石橋　そうです。怖かったのは、その方が低血糖を起こし始めたことです。ＡＷＧ ＯＲＩＧＩＮ®を使うようになって、インシュリンを打たなくても血糖値を上げすぎない力が出てきて、それでもインシュリン注射は打つものだから、低血糖になるんですね。低血糖っていうのは、その場で意識を失って倒れてしまう。その子はお母さんで、子どもが1歳くらいでまだ赤ん坊だったし、「歩いていて倒れたらどうするの」と。だから、「インシュリンを打つのはやめたほうがいいんじゃない?」と言いました。

6歳から打ち続けてきてもう習慣になっているから、食べる前には打たなきゃいけないんだと体に染みついているわけです。だけど、低血糖でときどきフラフラして、倒れかかったりすることが増えたので、「血糖値が上がったらきつくなるだろうし、調べればわかるでしょう。そのときには打ったらすぐに下がるお守りとしてインシュリンを持っているんだから、意識がなくなる低血糖のほうが怖いよ」ということで、少しずつインシュリンを打つ間隔を空け出したんです。

―― AWG ORIGIN®でよくなっているのに、それを信じられなかったから打っていたけれども、子どもを落としてしまうかもしれなくて危ないから、だんだんやめていった。

石橋　信じられないというよりも、習慣ですね。今はほとんど打っていないんじゃないかな。打っても、たまに朝だけとか言っていました。

‖　普通、インシュリン注射をやめられることはないですものね。

石橋　この間、月1回の大学病院へ行ったら、「インシュリンがこれだけ出ている。何かやっているのか」と医者がびっくりして聞いてきたけれども、言わなかったそうです。

そんな話をしていたら、たまたまその隣にいて聞いていた医者が目をまん丸にしてびっくりして、「今日は奇跡の話を聞きました」と。

‖　先生のところにいらっしゃる方でインシュリンが出る方は結構多いんですか。

石橋　います。糖尿からの腎不全で人工透析をして完全失明した人は、今インシュリン注射はほとんどやめました。人工透析も、今は行っているけれども、もう普通どおり水を飲んでおしっこが出ますから「ちょっと減らしていこうかな」と言っていました。

Chapter6

不眠はもちろん
目が見えなくなった人の
回復事例もあります!

EBウイルス感染から視力が回復!?

――目が見えなくなったのが回復した人はいますか。

石橋 いますよ。うちに来たときは19歳だった人です。原因不明で、10歳から視野がどんどん狭くなってきて、うちに来たときは左が完全に失明、右の視野がかなり小さくなっていて、しかも視力が0・01でした。医者からは「今年中には全盲になるだろう」と言われていました。

調べるとリストに項目として出てきていたのは、単核症、EBウイルス感染でした。EB(Epstein-Barr)は意外と一般的です。その子を見たときは、目も聴覚も、いろいろなところのリストにEBが出ていました。

――EBウイルスのせいで感覚器が使えなくなっていたということですか。

石橋　実際の因果関係というのはわかりませんよ。ただ、ＥＢウイルスに対応するコードをＡＷＧ ＯＲＩＧＩＮ®でしっかりかけながらやっていきました。その子の場合、体がめちゃくちゃくちゃきつかったらしいです。やはりどこかで目をかばっていたんでしょうね。体に余計な力が入っていた。まず何が変わったかというと、すごく体が楽になってきて、半年後ぐらいに検査したときは、機械に視界を写すと全盲の部分は真っ黒に写るらしいけれども、それが曇りガラスみたいな色になってきて、視野が狭くて見えなかったのが、まず視力が０・１まで上がった。

――すごい。０・１というのは結構見えていますよね。

石橋　今は０・９です。もうコンタクトも何も入れていません。車も運転しています。

ＥＢウイルス用のコードは０１１５です。全盲だったところはまだきれいには見えていないけれども、何となく光は感じるようになった。

――全盲から見えるようになるのはすごいですね。

石橋 大学病院はえらく慌てふためいていたそうです。

――あり得ないですものね。バイオスキャンをしなければEBウイルスのコードをかけようとは思わないですよね。

石橋 そうなんです。実際、因果関係はわからないとは言え、脳が警戒しているのがどういった菌なのか、ウイルスなのかがある程度わかるだけでも、かけるコードが変わりますから。

不眠の場合のコードは!?

――例えば眠れないとか、だるいというときに、よく使うコードはありますか?

石橋　不眠症ですね。頭のコードをかけると、その日はだいたい眠れたと言う人は多いですよ。

‖　さっき言っていた頭の4つのコードだけで？　では、不眠の場合は、バイオスキャンができなくてもAWG ORIGIN®が置いてあるところで、さっきおっしゃっていた脳脊髄、視床、トラウマ、神経系をかけると眠れますか。

石橋　あとはKさんもそうですが、甲状腺の方は寝るぞというときにスイッチが切れない。これは甲状腺へのアプローチをしっかりしないといけない。

不眠というそのもののコードもあります。

‖　先生にお会いできず、AWG ORIGIN®を使えるところが近くにあったら、例えば不眠のコードをかけることはできますか。

永田　いろいろな先生がAWG ORIGIN®を使っています。プログラムの選択は、その先生によります。例えばOリングだったり、もしくは血液の画像で状態を見たり、血液検査とか診断とかでどういった機能を強化をすればいいかということで選択する先生もいれば、最初に体の幹の調整をしてから枝葉をやるとか、枝葉をやってから幹をやるとか、先生によって違います。どれが一番いいかというのはデータが出ていないのでわかりませんが、石橋先生のやっている方法はかなり特異で、原因不明なものも特定してAWG ORIGIN®をかけているので、いろいろな先生がやっているAWG ORIGIN®の使い方の一つとしてすごくいいのではないかということで、今回ご紹介させていただきました。

――同じ症状があっても、行く病院によって出てくる薬が違ったり、処方の仕方も治療法も変わるというのはよくあることですよね。

石橋　うちに来る人で「眠れない」と言う人の中にも、AWG ORIGIN®をときどきでもずっと使っている方と、全く使ったことのない方がいらっしゃいます。今までの経験から言うと、ときどきでも使っている方に「最近、眠れない」と言われて「じゃ、不眠のコードをかけてみて。2回か3回、繰り返してみたら」と言ったら、効果がすぐに出たりする。全く使ったことのない人よりも効果が出るのが早い。ベースが違うような気がします。AWG ORIGIN®を自分で持っていて使っている方なら、虫に刺されて腫れたら虫刺されのコードを言ったりしますが、不思議と結構早く効きますね。

|| AWG ORIGIN®に組み込まれているコードは、症状別、部位別に何百もあります。どれをかければいいのかわからなかったら、今、困っている症状でコードを調べてかければ、根本的なところまではやらなかったにしても、何もしないよりは症状が改善している例がたくさんあるということですね。

永田 血流一つとっても、血流に対応するコードをかけることによってすごくよくなります。重篤な方は、AWG ORIGIN®以外にもいろいろなことをやっている人が多い。AWG ORIGIN®は基本の体の状態を治しや

すい状態にするというか、体力が落ちているのを上げたり、パワーを充電したりします。AWG ORIGIN®はすごく優れているので、それをやるだけでも十分違います。

基本コードを繰り返す重要性と休息日を設けての適度なリラックスが大切!

――基本コードは0003と0012とお聞きしましたが、ほかに、誰がやるのでも、どんな症状でも、このコードは押さえておくといいというのはありますか。

永田 0003と0012が基本中の基本ですね。ずっと使っている人に「スペシャルなコードはないですか」とたまに聞かれますが、あまりそういうのはなくて、日々やっているプログラムがすごく重要です。それをやらないで、これだけやれば大丈夫というのはありません。地道にやらないとダメです。

――繰り返すことが大事なんですね。推奨している頻度とか、1日何分やるといいというようなのはありますか。

石橋 一概に何時間しなきゃいけないというのもあまりないみたいです。ただ、がんの方が1日1時間ぐらいちょろっとやってもね。ただ、その方が一日も早くこのがんを消したいと思いつめてしまっていないかとか、そういうことでも違ってきます。私は、気持ちは毎日かけてほしいと思っていますが、ある程度、最初の2カ月とか3カ月を過ぎたら、思い切って少し休息日を設けるほうが、かえって体がリラックスできて、いいような感じがします。がんの方は特に早くがんを消したいという気持ちが強いけれども、「週1回ぐらいはゆっくり休んだほうがいい。休むのも大切だと思いますよ」と言います。

永田　あとはやっていると、がん細胞が壊れて毒が出ます。毒が出たときに排出できなくて体の中にたまるとそれだけで体調が悪くなりますので、最初からいきなり長い時間やりすぎないほうがいいと僕らは言っています。

たまに長時間やりすぎて倒れる方もいます。その人によって違うのでわかりませんが、元気な方でも0003をやっただけで5分ぐらい立ち上がれない方もたまにいます。

――そうならないために必ずやっていることとか、気をつけていらっしゃることはありますか。

石橋　鉄分と重曹がいいですね。AWG ORIGIN®をかけて出た毒を一緒に出してくれるので、尿の色が変わります。うちは玄関に入ったら必ず水が置いてあって、来た人が当たり前のように重曹を飲みます。

Chapter 7

子宮頸がんワクチンの
副反応で苦しむ
中学生のケースでは!?

一人一人でコードが違うのです!

永田　子宮頸がんワクチンの副反応で立つのも大変な中学生が来ました。お母さんも一緒に来て、最初に基本の0003をやりました。0003のコードをかけるのに、かかる時間は36分ですが、途中までやったら、いきなり動悸、息切れみたいな感じでハアハア言って、すごくしんどそうになりました。そうなるとお母さんも心配になってしまうし、娘さんのほうもびっくりしちゃって、途中でやめてしまいました。

――そのときも重曹水は飲んでいましたか。

永田　重曹も鉄分も飲んでいます。それだけ反応があるということは毒が出ているということなので、やっていけばよくなると思うんですけど、僕らもそこまで言えないですし、その子は結局やめてしまいました。

石橋 子宮頸がんワクチンのときはかわいそうな子がいっぱい来ました。硬直して歩けないんです。手足が麻痺というか萎縮みたいな感じで、顔が3倍ぐらいに腫れ上がっているんです。

―― 何歳ぐらいの子ですか。

石橋 20代です。一度、3人ぐらい同じワクチンを受けた子がそろって同じ部屋でAWG ORIGIN®をやっていたときがありました。1人は慢性疲労症候群で、1時間も椅子に座れなかった。

―― ワクチンでそうなったんですか。

石橋 そうじゃないかと思いますね。タイミングとしては。

―― そのときはどういう施術をされたんですか。

石橋 あのときも一人一人違いました。立つのも大変なほど筋力が衰えてしまえば、もちろん筋力を回復させなければいけません。デトックス、解毒コードはよく入れますし、ほかにも0094が15分、0254が9分、0274も9分、0185もありますが、私は最近、0107と0130をよくやっています。

月に1回は解毒、寄生虫のコードをかけておく!

―― ワクチン以外に、何か解毒のコードをよく入れるような症状やケースはありますか。

石橋　ほとんどの方は何もなくても、月に1回~2回は寄生虫とか解毒のコードをかけておいたほうがいい。食べ物からもいろいろな化学物質が体の中に入ってきますので、解毒はできるだけかけておいたほうがいいと思います。特に抗がん剤をされた方の腎臓、肝臓には解毒のコードを入れます。

――抗がん剤で体の中に入ってしまった悪いものを出していく。

石橋　それと、さっき永田社長が言われたように、AWG ORIGIN®によっていろいろなものを出そうとしているので、そういったものをスムーズに出すためです。解毒はおなかにパッドを貼ってかけてもいい。腸のあたりでもいいし、腎臓のところでもいい。

食中毒などもときどき出回ります。そういうときはもちろん食中毒のコードをかけます。よくなるのは結構早いです。だいたいひと晩で、次の日にはケロッとしています。

Chapter8

指先欠損、アニサキス、不妊、肥満での成功事例も多いのです!

指先の欠損の回復例もあります!

──欠損したものが具体的に戻るみたいな症例はありますか。

石橋　『「AWG」は魔術か、医術か?』の中には乳がんで切って再生した方もいらっしゃるけれども、私はまだそういう経験はありません。

京都に独特なテーブルとかをつくったりする工芸家の方がいます。その方が一昨年（2020年）暮れに、指先を骨がぎりぎり見えるかどうかぐらいのところで切り落としてしまって、大騒ぎして電話がかかってきました。「写真を送ってください」と言って送ってもらったら、指先がないんです。「2週間後に工芸展があって、それに最後の作品を出品しなきゃいけないのに、自分のせいでそれがパーになったら」と大変な様子でした。

そのときは止血コードから組織細胞の活性化のコードからどんどんかけてもらったら、3日で指先の肉が盛り上がってきました。

――なくなった指の先が再生した?

石橋 骨は落ちていません。爪のこのあたりからストンとざっくり落としていた。

――爪も再生した?

石橋 爪はどっちみち伸びますから。最初は爪に巻いたような感じで肉が再生して、そこからは血が止まった。それだけで嬉しくて、4日目ぐらいからまた作品をつくり始めたそうです。「おかげでできました」と喜んでくれました。

――痛みもなくなるんですか。

石橋 痛まなくなります。

アニサキスにはAWG ORIGIN®と龍角散が非常によく効く!?

石橋　毒虫、虫刺され、食中毒は一年中動いています、夏だからか、ここのところ食中毒は魚が多いです。

永田　玄界灘の魚にも寄生虫が出始めたんじゃないですか。

石橋　そうなんです。もともと屋久島を境に太平洋側に行くサバは、寄生虫のアニサキスが身の中に入っています。日本海側に行くと、身の中ではなく内臓の中にとどまっている。だから向こうは生で食べるんです。最近はよくあたっていますね。

――アニサキスのコードはありましたか。

石橋　あれは寄生虫が一番いいです。0241、0249、両方かけておけばまず間違いありません。それより一番早いのは、龍角散です。舐めたとたんに痛みが止まります。アニサキスが離れた瞬間、すさまじい下痢が起きますけれども、その下痢がおさまったら、嘘みたいにケロッとしています。体内の壁に食いつくから痛いんです。龍角散を飲むと、痛みがスーッと一瞬止まります。また痛くなるから、また飲む。それを何回か繰り返す。

——龍角散で弱るんですね。

石橋 間違いなく弱ります。お客さんはAWG ORIGIN®を持っている人が多いので、とりあえず0241、0249をかけておいて、龍角散を買ってきてもらう。なかったら、コンビニに龍角散のど飴がある。龍角散ののど飴だけでも、舐めている間は痛みが止まります。

痛くないときでも、できれば寄生虫などはときどきかけてください。ある内科医と「寄生虫というのは月に1回か2回は誰でもかけたほうがいいよね」という話をよくしていました。共存共栄はいいんだけれども、寄生虫が増えるとプロピルアルコールが出て、分解できずに肝臓にたまっていくこともある。その内科医は漢方医独特の感覚があって、「共存するためにも寄生虫が増えすぎるとあまりよくない。ましてや、大腸だけにいる寄生虫は大腸だけにいればいいけれども、それ以外に行ってしまうといいことはない」と言っていました。

‖ 私たちには必ず寄生虫がいるんですよね。

石橋 哺乳類ですから、絶対いると思います。ネコ肝吸虫というのは肝臓に寄生する寄生虫です。ズビニ鉤虫とか、有名なところでは線虫とか。腸の寄生虫が腸にいるのはそう問題はないけれども、肝臓とか膵臓をバイオスキャンで見たときに、そこから腸にいるはずの寄生虫の名前がリストに出てきたりするのは決していいことではない。松浦博士の研究の中でも、がんの方の必須コードに肝臓と寄生虫が入っています。私も、月に1回ぐらいは一日中、寄生虫のコードをかけています。

永田　ハルダ・クラークという人が『ハーブでガンの完全治癒』（フォレスト出版）という本を出していて、がん患者の生検をして肝臓を切ると、ほぼ100％寄生虫がいるそうです。そのため、がん患者には寄生虫のコードをかけましょうということです。

それから、あまりに大量発生してしまうと、そこから門脈が詰まってしまい、プロピルアルコールが発生して肝不全みたいな感じになってしまう人が多いらしいです。松浦先生は、がん患者には肝臓と寄生虫とアルコールのコードはかけたほうがいいとずっと言っていました。

コロナ禍で増えた湿疹、帯状疱疹、ヘルペスは真菌のコードで!

――ほかに、患者さんからの相談で多いものはありますか。

石橋　最近、コロナになってから断トツで増えたのは湿疹です。

＝　どの辺に出るんですか。

石橋　いろいろです。

永田　帯状疱疹（たいじょうほうしん）が増えたとすごく聞きます。

石橋　ヘルペスも増えましたね。

＝　そういった場合、バイオスキャンで見ると出てくる項目はだいたい一緒ですか。

石橋　皮膚に異常があるとき、皮膚のリストにはその菌はまず出ません。出ていたら、免疫が働きますからその症状は出ないはずなんです。皮膚ではない場所のリストのどこかに潜んでいます。

圧倒的に多いのは真菌で、真菌にもいろいろな種類があります。真菌は0062というコード1つしかありません。それよりも最近リストに出ているのは水疱瘡で、水疱瘡というコードがあるので、このコードはかけてもらうようにしています。

―― なぜそのコードを入れるようになったんですか。

石橋 真菌の中では結構強いです。

―― 真菌がくると水疱瘡になるんですか。

石橋 いや、水疱瘡という状態にこだわるんじゃなくて、それに特化する0072というコードと、0028は白癬菌(はくせんきん)、要するに水虫のコードです。白癬菌のコードは0266もありますが、こういったものを0062に加えてかけてもらっています。

―― それをかけると、コロナ後の湿疹も?

石橋 だいぶ変わります。

真菌のライム病の症状の方がものすごく増えています。

―― ライム病は確か治らないんですね。AWG ORIGIN®を使っている別の先生のところでは治ったと言っていたけれども。ライム病の血液は暗視野顕微鏡で見ると、すごい状態ですよね。

――どういう症状で来るんですか。最初から「ライム病です」とわかって来るわけではないですよね。

石橋 ライム病の場合は、直接症状が出るのは、その方の弱いところだったりします。うちにお医者さんのお客さんがいて、奥さんはポーランド人です。その方の奥さんが夏休みに実家に帰りました。奥さんの実家もお医者さんです。ちょっと調子が悪いからと調べてもらったら、ライム病の陽性反応が出た。連絡があって、「ライム病の場合は何番のコードがかけられますか」という話になりました。

「私はライム病です」と言って来た人はいないけれども、ライム病の症状の方は結構いらっしゃいます。関節痛とか頭痛とか倦怠感とかですね。

――バイオスキャンでやるとライム病で出るということですか。

石橋 リストの項目に出てきたりします。

もともとはマダニですが、これも抗生物質をどんどん使った人間がつくった病気だと考えています。一般的な症状以外にもいろいろあると思います。これからは日本でも相当増えると思います。

ロシア人のビリオネアたちもAWG ORIGIN®を活用している!?

永田　ちなみに、AWG ORIGIN®はロシア人も使っています。ロシアのビリオネアの人たちなので結構いいものばかり食べているから、糖尿病がすごく多い。

今は戦争をしていますが、ウクライナ産のキノコの粉末とAWG ORIGIN®をやるとすごくいいということで、ロシア人はそれをやっています。

ただ、ウクライナ製と言うと、ロシア人はバカにして買わないらしいです。ロシア人は、ウクライナの人たちをかなり下に見ているので、ウクライナ産のものは飲まないみたいです。

これはNHK BSのニュースで報道されましたが、戦争の被災者を在日ウクライナ人の家族に届けたり、日本で受け入れ場所を確保したりしている方から伺いました。その方はロシア人・ウクライナ人双方と仲がいいのですが、戦争は難しいですね。

リモートでのヒーリングも実践中です!

永田　医者へ行って原因がわからないものほど、バイオスキャンで見てAWGORIGIN®で調整して、よくなる人がすごく多いです。

――オライオンはどこで売っているんですか。

永田　オライオンは、今はもう売っていないんじゃないですか。

石橋　私が今もう一つやっているのはペイレイボディスキャンという名前ですが、ほぼ一緒です。アメリカから入って日本ではあまり使われていないと思います。

今、離れた場所でリモートでやったりもしています。見てほしい人がいても、遠い場所だとすぐには行けないので、日時を決めて、私が福岡でリモートで見る。大阪などでメタトロンなどを持っている人にスキャンをしてもらって、その画面を私がリモートで操作して、AWG ORIGIN®のコードを出しています。そうやって勉強会をしたりしています。

永田　これは本来はソ連の宇宙飛行士の健康管理のために開発されたので遠隔でヒーリングできないとおかしいんですが、やめちゃったんですよね。

石橋　メタトロンも機械はどんどん賢くなってきていますが、私は旧式のオライオンやペイレイボディスキャンのほうが使いやすくて、新しいほうよりもこっちを中心にしてしまいます。

肥満の解消のコードは、ホルモン系で対応します!

‖　お客様から「肥満は何とかならないですか」と聞かれることが多いんです。AWG ORIGIN®で肥満は解消できませんか。

石橋　肥満は0233というコードがありますが、どちらかといえばホルモンです。ただ、内臓脂肪とか脂肪肝とか中性脂肪とかには、その0233というコードは必ず使うようにしています。

普通、肥満には筋肉コードが一番よくないですか。

永田　僕はそのことについてあまり言えないです。こんな体型ですので（笑）。

食べるとダメですよ。全部機械頼みで暴飲暴食したら、それは変わらないですね。

不妊の成功率は100%!?

石橋　うちは子どもが結構多く来るんです。お客さんに子どもができたり、お孫さんができると、だいたい生後1カ月経つと連れてこられます。

永田　不妊はほぼ、いい結果が出ますよね。

石橋　不妊の成功率は結構高いですね。

永田　40代の方でも生まれました。

――不妊の場合、どんな項目が出てきて、どうやってやるんですか。

石橋　その方の菌のバランスとか相手方の男性にもよります。

あと私が見るのは女性の骨盤です。整体をやっていますからね。極端なことを言えば、やはり狭い方は着床しづらいし、着床しても流産しやすいから、狭い方は股関節をしっかりやわらかくする。

これは大事なところで、着床しても育たなければ意味がないので。骨盤が狭いと、どうしてもかたくて骨盤が動かない。男みたいな感じになってしまう。そういう女性に限って、一見、土偶みたいな安産体形をしているんです。

＝＝骨盤が狭いのに、何で土偶みたいな安産型に見えてしまうんですか。

石橋 女性の筋肉のつき方の問題ですね。腸腰筋とか、男は筋肉がつきますが、女性はつかないから、ボヨンと脂肪みたいについてしまう。男は腸腰筋ががっちりかたい。

＝＝それはAWG ORIGIN®で何かコードをかけるんですか。

石橋 経絡の施術が多いです。それから、自分で股関節をやわらかくする。貧乏ゆすりや健康ゆすりをやったりします。

健康ゆすりは貧乏ゆすりと同じですが、すごくいいです。頻尿の方で、それだけでも変わったという方もいらっしゃいます。

――ＡＷＧ ＯＲＩＧＩＮ®を使わなくても、施術を受けて、貧乏ゆすりで妊娠の成功率は高まりますか。

石橋 不妊はそれだけではダメです。その前の段階で、股関節がかたいと着床しても育ってくれません。

――それをやわらかくすると同時に、コードをかけていくんですね。

――どんなコードをかけるんですか。

石橋 ずばり０２９０というコードがありますが、やはりホルモンのバランスをよくすることです。子宮、卵巣内の菌とかウイルスのバランスをよくするのが一番ですね。

あとは性腺全般です。生殖腺というコードがあります。０２３３、これもホルモンです。０２３８、０３０１、それに不妊を加えて入れたり。また、男性を見て精子系のコードを入れたりもします。「一回妊娠したけど流産した」という方なら女性だけでも大丈夫かなと思いますが、「一回も妊娠したことがない」と言われると、ご主人が原因かもしれませんし。

‖ 2人で来られたら成功率は高いんですか。

石橋 2人で来られたときは、今のところ100%です。

‖ 何組ぐらい来たんですか。

石橋 そんなに大したことないですよ。十何組ぐらいです。

ご主人が頑(かたく)なに来ないとか、ご主人に黙っているということが多いんです。「だましてでも連れておいで」と言うんですが、デリケートな問題なのであまり突っ込めない。

‖ 奥様だけでいらして成功したケースもありますか。

石橋 いますよ。さっき言ったように、以前妊娠したけれども3カ月か4カ月で流産したとか、股関節をしっかりやわらかくしながら妊娠した方は何人かいらっしゃいます。

40歳の女性で「不妊治療をする」と言っていたけれども、治療もせずにAWG ORIGIN®だけでできた方もいました。

＝　そうなった方のお子さんが、1カ月ぐらいで連れてこられるんですか。

石橋　結構多いですよ。

＝　どういう理由で連れてこられるんですか。検査のためですか。

石橋　そうです。AWG ORIGIN®を持っている方がほとんどなので、お母さんとか、抱っこする人がAWG ORIGIN®をかけて、赤ん坊に触ってあげるだけでいい。それで十分です。

自分は染色体的にこういうのが弱いから、遺伝的にこの子にはないかとか、そういうことが心配で来られる方もいます。

＝　さっき、染色体のここに傷のような表示があるからこういうところが弱そうみたいなことをおっしゃっていたと思いますが、やはりそういうのはわかっていたほうがいいんですか。

石橋 いいのか悪いのかはわかりませんが、よくする術（すべ）が目の前にあれば、治したいいんじゃないかなと思います。

新型コロナウイルスをAWG ORIGIN®の観点から詳しく見てみると……!?

石橋 ちょっとわかりづらいけれども、「アデノウイルス－Jの」と書いてあります（15ページ［図28］）。「－Jの」などというのがついていないアデノウィルスという項目が出ることもあるんです（15ページ［図29］）。要は「－Jの」とついているのはアデノウィルスの耐性菌です。膠質膜が通常のアデノウイルスより強いものです。リストにはときどきコロナも出てきますが、恐らく以前のコロナだろうと思います。なぜかはわからないけれども、コロナ禍の最中も、どちらかと言えばコロナにかかった人とか、この人は伝染っているなという人もそうですが、コロナよりも耐性菌のアデノウイルスと、通常の菌がセットでリストに出てくる。

最初のときに多かったのは、アデノウイルスと黄色ブドウ球菌のMRSA(メチシリン耐性黄色ブドウ球菌)です(15ページ[図30])。

――初期というのはデルタの前ですか。

石橋 船の中でかかっていた頃です。

あの前の年(2019年)の9月か10月ぐらいから、何でアデノウイルスと黄色ブドウ球菌が一緒になって出てくるんだろう、おかしいなと思っていました。普通の風邪なら、ただのアデノウィルスとかそれこそコロナウイルスが出たりしていたんですけれども、それがある時期から、風邪ぎみの人を診るたびに、黄色ブドウ球菌がアデノウイルスと一緒に出てくるようになりました。まだコロナなんて何も言われていない頃です。
ある顕微鏡を見るお医者さんと話をしたら、「最近、変わった菌がいませんか」と言われました。「最近は、アデノウイルスとメチシリン耐性の黄色ブドウ球菌がいつもセットで来るんですよね。珍しいですよね」「実は最近、検査するといつも黄色ブドウ球菌が出るんです。おかしいね」と話していたら、12月頃に新型コロナウイルスというのが出てきました。
そしてデルタ株になると、真菌が出てくるようになったんです。

―― アデノウイルスと真菌ですか。

石橋 アデノウイルスと真菌が間違いなく一緒に出てきます。例えばカンジダとか、カビとか、そういうのがリストにズラッと一緒に出てきます。こういう方にはよくライム病も一緒に出てきます。ライム病の体質の方は、デルタは相当重症化しやすかったです。

あと、結核菌が出ている方はかなり重症化しやすかったですね。結核菌がない人で死にかかった人は、インフルエンザを併発したり。インフルエンザ、アデノウイルス、結核菌とかが一緒に入っていたら、だいたい重症になっていたように思いますね。

喉、気管支、肺のバランスを見ていたら、この人は少々かかってもほとんどただの風邪か、下手すれば何の症状も出ないなとか、この人はかかったらちょっと大変だろうなというのはだいたい想像がつくようになりました。

最近のオミクロンになってからは、もうスピードが速すぎて全然検知していない方も多いです。

＝検知していないというのは？

石橋 脳がチェックできないんです。もう免疫の働きようがないですね。リストにも出てきません。

＝オミクロンに対して働いていたら、何が出るんですか。

石橋　オミクロンはほとんどウイルスなので、コクサッキーウイルスとか、エコーウイルスとか、肝炎を起こすウイルス系がついてきます。

この方は、コロナ陽性で、40度近い熱があって、ヒーヒー言っていました。旦那に連れてきてもらって、別の部屋で寝ながらバイオスキャンをやっていました。

チェックが甘いからそうなってしまうんじゃないかと。この方のほかのところを見ても、カンジダ（ダニ）とか、アスペルギルスとかが出てくる。どちらかと言えばデルタに近い。だから結構つらかった。オミクロンだけだったら苦しみは少ないんですけれども、結構苦しんだ期間が長かったですね。結局、治るのに1週間ぐらいかかったのかな。その間、うちに3回来ました。今は元気です。

子宮頸がんから骨、肺、脳に転移の回復事例!?

‖　ほかに最近多い症例とか、症状とか、回復例みたいなものはありますか。

石橋　子宮頸がんから骨、肺、脳に転移していましたが、今はめちゃくちゃ元気になっている人がいます。

‖　ステージはⅣとかですよね。

石橋　もちろんです。この方はうちに来る半年前にご主人をがんで亡くして、子どもが2人ともまだ大学生だったから、ある意味、必死でした。でも、ご主人が抗がん剤治療ですごく苦しんだのを見ているから、抗がん剤治療は受けたくない。

ずっとＡＷＧ ＯＲＩＧＩＮ®をやっていて、だんだん元気になっていましたが、なかなかよくならなかったのが貧血です。コロナが出てくる前の年だから、３年ぐらい前かな。２０１８年の12月に、あまりふらつくので、貧血の薬か何かをもらおうと思って病院へ行ったら、そこでつかまって、がんの診断を受けた。

別の病院へ行けばよかったのに、同じ病院へ行って、入院させられて、「余命1カ月。抗がん剤治療をしないと大変なことになる」と言われてそれでも断ったら、子どもたちが呼ばれて、「今からホスピスに連れていきなさい」と言われた。それで私のところに電話がかかってきました。

「どうしましょう」

「そんなところへ行くからよ。早く逃げないと殺されるよ」

年が明けて、「一時外出します」と言って逃げてきた。

今はめちゃくちゃ元気です。このときもＡＷＧ ＯＲＩＧＩＮ®を続けてがんも消えて元気になりました。今は週2回はバレーボールをしているし、最近は登山も復活しました。

ペットにおける回復事例!?

永田　ペットもすごいですよ。交通事故に遭った猫がすごく元気になりました。

石橋　真夏に、田んぼのあぜ道で息も絶え絶えで死にかかっていた猫がいました。散歩でたまたまそこを通った人が、どうしても見殺しにできなかったんでしょうね。ちょっとよくなったらすぐに放してやろうと思ったらしいけれども、結局あれから飼っています。

——基本的なコードをかけるんですか。

石橋　その人は医者で、「何がいいと思う?」と言うから、「基本をしっかりかけたらいいと思う」と答えました。元気になりました。

‖　その猫は、どこか出血していたとか?

石橋　それがわからないんです。

‖　わからないときは、まず基本的なのをかけるんですね。

石橋　これは余命1カ月と言われたワンちゃんです(16ページ[図31])。まず全身メラノーマ(全身がん)、腎臓障害。

‖　目も開いていませんね。

石橋　完全にがんに冒されています。これはAWG ORIGIN®をかけているところです(16ページ[図32])。口からも出血して、顔もパンパンに腫れ上がっているんですよ。「もう苦しいだけだから、安楽死させないとかわいそうです」と言われたらしいですが、今はきれいに元気になっています。

これは最近です(16ページ[図33])。おもしろいんですよ。前はAWG

ORIGIN®のコードが終わってピーッと音が鳴ると、それをくわえて「もっとかけてくれ」と飼い主さんのところへ持ってきたらしいです。大好きだった。気持ちよかったんでしょうね。ところが、最近は元気で逃げ回るらしいです。それを無理やりつかまえて、1日1回、基本だけでもするようにしているらしいです。

このワンちゃんにはアレルギー項目が13あって、病院代が1カ月に6〜7万円かかっていましたが、今はゼロ円です。アレルギーの項目も全くゼロです。腎臓が片方働いていないと言われていましたが、今検査するとちゃんと働いているそうです。

＝　働かなくなった腎臓がまた働き始めたということですか。

石橋　そうですね。AWG ORIGIN®が終わると「終わったから外してくれ」と言うんです。かけている最中はおとなしく寝ているんですよ。

AWG ORIGIN®を使えない人、効果が薄い人

‖ AWG ORIGIN®を使えない人はいますか。もしくは、使っても回復の見込めない人とか、症状などはありますか。

永田 メーカー的に言うと、ペースメーカーとかですね。機械が体の中に入っていると誤作動が記録されるのでやめてください。心電図とかをつけていても、波形が乱れて看護師さんが飛んできてしまうのでダメですね。あとは、妊婦さんもダメ。

‖ 妊婦さんがダメなのはどういう理由ですか。

永田 低周波治療器全般として、やらないでくださいと。

石橋 表向きはそうですよね。ただ、うちの娘もそうだったけれども、妊娠

初期から出産までAWG ORIGIN®をかけた赤ん坊はびっくりするぐらい元気です。自己責任でやるということになりますが。
うちでは、おなかの中にいたときからAWG ORIGIN®をかけている子どもたちをAWG ORIGIN®っ子と言っています。まあ元気ですよ。

—— どういうところが違いますか。

石橋 とにかく元気、めちゃくちゃ丈夫、生まれたときから大きい。うちの孫の下の子は今年（2022年）小学校2年生だけど、上の兄ちゃんはよく風邪を引いたりするのに、一回も引かない。生まれたときの顔が違います。毛はふさふさだし、今は普通ですが、顔は相撲取りみたいにまん丸だし、何せ元気がすごい。

永田 不妊治療をやっている方は、妊娠してもずっとやっています。そして安産だと聞きます。

石橋 安定期をある程度越えたらあまり心配しなくていいんだけれども、それまではわからないじゃないですか。それまでに流産してしまう子もいる。安定期まではちょっとどうかなと思うけれども、皆さん結構勝手にやっています。

＝ 機械を信じられればやるんでしょうね。ただ、そうでない場合、それこそ流産してしまったとき、かけたからじゃないかと思ってしまいそうな気がします。

石橋 「したほうがいいんですか」と聞かれますが、「妊婦はやめてくださいと書いてあります」「でも、かけたほうがいいと思うんです」「それは自分で考えてください」

＝ やれとも、やるなとも言えないですよね。

石橋 そういうことです。

＝ ほかに、かけないほうがいい人はいますか。

石橋　依存傾向が強い人。

永田　効果は薄いですね。

石橋　例えば、自分は難聴だということで来ている方がいます。体は元気で数値もよくなった。でも耳がよくならない。そういうことをずっと言う人がいます。「でもこれが、でもこれが」と少しでもよくないところを見つけて言う人はなかなかよくならないですね。これはAWG ORIGIN®だけの問題じゃないと思うけど。

「傷は浅いものからしか消えていかない」といいます。難聴だと言うその人にも「最近、ボワンボワンいうような、耳を圧迫するようなことはなくなったんじゃないですか」と言ったら、「それはなくなった。だけど聞こえが悪い」。もう頑なに言い張ります。耳だけじゃなくて、目とかもね。いい変化を見ようとしない。そういう人はちょっと難しいのかなと。

私は、「そうしたら、1年ぐらいやめて、様子を見たほうがいいですよ。

やったほうがいいか、それで決めればいいじゃないですか」と言います。

永田　そういうマイナス思考の人だったり、自分の病気を分析して治そうとするような積極的な姿勢がない人だったり、「先生、全部お願いします」と言うような依存的な人は、やはり効きづらいですね。

石橋　ジムに行っている人は、自分で体を動かしてでもよくしたいとか、割と能動的な方が多い。それに比べてうちに来る方は、ほかに何もしませんね。腰が痛い、膝が痛い。「だからこういうことを家でやらなきゃね」と言っても、しません。「あなたはもう治らんでいいよ。ずっと来ればいいじゃない」と言っても、それでもしないですよ。

ジムのお客さんって、やはりいいですね。自分で体を動かして何とかしようという人だから。

――耳が痛いですね。私も運動は全然しないので。

石橋　運動じゃなくて、例えば腰がつらいとき、「ここでAWG ORIGI

N®をかけてもいいですよ。ただ、家でこういうことをやっていたら全く変わりますよ」と言っても、簡単なことでもしないですよ。

――わかる！（笑）

石橋　うちあたりに来るお客さんは、どっちかというとそっち系統の人が多いです。ジムの人は、はなから体を動かしたいと言って来る人だから、そういう人はするんですよね。自分でできることは積極的にやる方が早くよくなりますね。

Chapter9

AWG ORIGIN®
エピソード

AWG（Arbitrary Waveform Generator）のコピー商品

石橋　甲斐さおりさんをご存じですか。

――はい。今、ヒカルランドで本をつくっています。

石橋　私のお客さんです。あの人はたしか看護師です。

――その甲斐さんの本にも「AWG（Arbitrary Waveform Generator）がAWG効きます」と書いてあります。ソマチッドの関係も調べていて、AWG（Arbitrary Waveform Generator）はすごくいいと。

永田　「AWG」は、別のコピー品で商標を取られてしまったんです。うちの業者だった人なんですけど。ある先生の本を使ってやっていました。弁護士を通してその先生の事務所に言ったんですが、全くの無視ですね。

――その先生というより、今はもう離れたみたいだけれども、マネジャーだった人がコピー品を使っているんじゃないですか。先生自身は、ＡＷＧ（Arbitrary Waveform Generator）で儲けとか一切何もないはずですから。

永田　本の文章自体も、『「ＡＷＧ」は魔術か、医術か？』のコピペのような部分が多くあります。依頼した人が「こんな感じでやってくれ」と言ったのをたぶんそのままコピペして出して、問い合わせ先はその会社にした。

――じゃ、その会社の仕掛けなのですかね。ＡＷＧ（Arbitrary Waveform Generator）はアジアスさんが本家本元ですから。松浦博士がアメリカで研究して日本でＡＷＧ（Arbitrary Waveform Generator）をつくったのは間違いないのだから。

石橋　丸々コピーですからね。コード表までコピーしている。あそこまでする必要ないだろうと思いますが。

永田　コード表だって、先生がやろうと思っていたメニュー表を丸パクリというか、松浦先生の描いた図柄を思いっきりコピーして使っています。すごいですよね。

永田　あとは、今、話題の某宗教団体のある地区の支部の人がＡＷＧ（Arbitrary Waveform Generator）のコピーを美容器で出していました。

――ということは、中身はそんなに複雑ではないのですか。

永田　プログラムが周波数の組み合わせだけなので、その周波数の組み合わせを取り込めばいい。大もとの周波数の組み合わせはわからなくても、出た周波数はわかるので。

新機種は、波形や出力方法など、さまざまな仕掛けがあります。あまり詳しく言うとマネされるのでやめますけど（笑）。

自分自身がかかってしまったRSD（反射性交感神経性ジストロフィー）のケースでは!?

――オライオンやAWG ORIGIN®のほかに波動機器を使われたことはありますか。その中でもAWG ORIGIN®を選ばれた理由はありますか。

石橋　仕事柄、いろいろな機械の紹介を受けました。ヘルストロンから、名前も忘れたようなものまでいろいろありましたが、正直言って、どれもぴんとこなかったですね。やはりAWG ORIGIN®ぐらいじゃないでしょうか。先のことはまだわかりませんが、ここ10年以上、お客さんを見たり、自分も経験したりしましたから。

私もRSD（反射性交感神経性ジストロフィー）という病気にかかりました。もちろん、AWG ORIGIN®だけをすれば何でも大丈夫だとは思っていません。食べることや、ほかにできることは人によって違うでしょうけれども、やったほうが絶対いいと思います。

＝RSDは、いつ、どんな感じで発症したんですか。

石橋　私はずっと経絡の整体をしていたので、万年腱鞘炎みたいなものです。痛いとかそういうのはしょっちゅうありましたが、あるとき尋常じゃないぐらい手足が腫れました。赤ん坊みたいにパンパンになって激しい痛みが出ました。

最初は、まさか痛風じゃないよなと思って、でも痛風より痛い気がした。近所の整形外科へ行ったら、調べられて、「RSDという病気は聞いたことないだろうけど」という話から始まった。そして、薬がないと。

＝何が原因で、どんな症状が出る病気なんですか。

石橋　原因はよくわかっていません。

例えばちょっと手をたたいたら、そこから3倍ぐらいに腫れ上がります。だから、看護師さんも誰も体に触りません。腕時計なんて絶対できなかったです。冷たさと刺激だけでパンパンに腫れ上がります。どこで何が起きるかわかりません。余命はあとだいたい2年と言われました。

――RSDになるよりAWG ORIGIN®に出会ったほうが先ですか。

石橋　先です。最初は1台だったので、昼間はお客さん、どうかしたら夜もお客さんに貸したりしていたので、私はときどきしか使えませんでした。休みもなかったし。最初の頃は、月に1回か2回、ちょろっとできたらいいかなというぐらいでした。

そうこうしている間にRSDになって、整体ができなくなって。今でも覚えていますが、オライオンがやっと来たのはいいけれども、マウスを動かせないんです。これができなきゃ俺は何もできないなと思いましたが、少しずつＡＷＧ ＯＲＩＧＩＮ®も効いてきて、今はほとんどＲＳＤに関わるものは、オライオンで診断しても何も出ない状態です。

ＲＳＤというのは非常に珍しいらしくて、病院から「月１回でいいから来てくれ」と言われました。ただ体を見て、ああだこうだ言うだけで、何もしないんですよ。薬もない。「痛み止めを出そうか」「いや、いいです」というぐらい。

近所だし、ＲＳＤを見つけてくれた人だからと思って最初は行っていましたが、１年ぐらい経ってきたら行っても何ともないので「痛くない？」「いや、全然。仕事？　やっていますよ」という感じで、得るものも何もないじゃないですか。結局、行かなくなりました。

最初のときは、ＡＷＧ ＯＲＩＧＩＮ®をかければかけるほど、かけるときに痛いんです。激痛というコードがあるんですけれども。

――それは激痛を抑えるためのコードですか。

石橋　そうなんですが、かけるともっと激痛なんです（笑）。仕方ないから、最初は足の裏からかけました。足の裏からだと、そんなに痛みが来ない。そこに考えられるようなコードをずっと繰り返しかけていたら、そのうちだんだんよくなってきました。

――腫れなくなってきたということですか。

石橋　最初の頃は肌荒れがひどかった。今はどんなにかけても何ともないんですが。

――この写真は真っ赤ですね（16ページ［図34］）。パッドを貼るとこうなるんですか。

石橋　貼ったら、かゆいかゆい。かかなきゃいいのに、かいてしまう。孫の手を2本折りましたからね。

――腫れ始めてから出なくなるまでの期間はどのくらいですか。

石橋　半年です。1日最低20時間ぐらい、意地でもAWG ORIGIN®をやっていました。あの頃はまだ連続でいくつもコードをかけられるものがありませんでしたから。

＝＝1つのコードが終わると起きて、次のコードをセットしてかけて、また寝て。

石橋　そうです。あの頃は、寝ているときは009が多かったですかね。

＝＝永田社長は、それを見ていらっしゃるんですか。

永田　腫れたのは知らないです。

石橋　腫れているときはどこへも行けない。激痛で気がおかしくなりそうなんです。電話をとるのも嫌でした。

それでも1週間ぐらいして、這(は)うようにして店に行ったけれども、行ったところで何もできない。みんなも気を使うし、激痛でニコニコできないし。

永田社長とAWG ORIGIN®との出会い

石橋　あの頃は、松浦博士もまだお元気でしたね。

――永田社長は松浦博士とはよくお会いになっていたんですか。

永田　もちろんです。2003年からいますので、僕は今いるメンバーの中で一番長いですから。相当へこまされました。もうでっち奉公みたいな感じです。

石橋　王様と奴隷の世界ですよ。

永田　それに近いですね。

――永田社長は何がきっかけでAWG ORIGIN®に出会ったんですか。

永田　僕は、その当時は地元のデザイン会社の営業をしていて、営業で行ったんです。ホームページと資料をつくらせてもらっていました。そのときにひどい風邪を引いて、喉がイガイガして、声が出ないぐらいでした。打ち合わせのときに機会があって、「おまえ、これをやっていけ」と言われてAWG ORIGIN®をやりました。そのときはたぶん、基本コードの0003をやったんですが、行かなきゃいけないところがあったので、0003をかけ終わるまでの36分はとてもできなくて、15分ぐらいで途中でやめてしまいました。それでも喉がちょっとよくなりました。

当時、僕はまだたばこを吸っていました。風邪のときはしんどくて、たばこも吸えなかったけれども、それをやっただけで楽になって、たばこが吸えるようになりました。これはすごい機械なんじゃないかと思って、いろいろ調べたら確かにすごい機械のようだ、会社に若い男の人もいないようだし、「入れてください」と頼み込んで入れてもらいました。それがきっかけです。

アジアスに入ってほどなくして、実姉が脳幹の腫瘍の手術をしたんです。

しかも2回。3回目はもう手術できませんよ、と担当医に言われていて、2回目で全部取り切っていたのですが、それでも不安ですよね。そこで松浦先生にお願いして、お金もなかったのでタダで機械を貸してもらったんです。おかげさまで再発もなく今も元気に暮らしています。なので、とても感謝しているんですよね。

AWG ORIGIN®関連のお仕事をしている人たちは、だいたい皆さん自分や身内の誰かしらが助かっているので、感謝しながら続けている人がほとんどだと思います。それが僕の関わり合いの初めてです。

開発者 松浦博士の圧倒的存在感

石橋 初めて松浦博士にお会いしたときは、帰らなきゃいけない最後のぎりぎりまで、いろいろな話を聞かせてくださいました。

永田　すごくパワーにあふれた人です。

石橋　よきにしろ悪きにしろ、圧倒されるような存在感があります。

――人を治したいとか、AWG ORIGIN®を広めたいという感じでやっていたんですか。

石橋　そういう面から言うと純粋なところもありましたよね。

永田　一度捕まっているので（1998年医師法・薬事法違反）。何でいいことをしているのに捕まったんだと、すごく納得いかないみたいです。

もともと獣医で、その当時まだなかった、種牛から凍結精子で人工授精する技術をあんな片田舎でやって、結構、財をなしました。暗殺された韓国の大統領に招待されて、韓国にそういった技術を教えに行ったりもしていたんです。

自分のしたことにすごくプライドがあったけれども、社会のルールとは違うところでやっていたので、結局、社会的に抹殺されました。その辺は、どんな分野でも革新的な開発者というのはちょっと浮き世離れしているものですから、しようがないですけどね。

ピロリ菌は出るけれどもピロリ菌がいるわけではない

石橋　バイオスキャンが来て、私が一番ありがたいと思ったのは菌とかウイルスがリストに出ることです。ある程度の菌とかウイルスが特定できれば、菌やウイルスのコードは結構あるものですから。

永田社長、ピロリのときはどのコードをお勧めされますか。

永田　菌のときは、僕はブドウ球菌とかレンサ球菌ぐらいしかしません。

石橋　ピロリにはＡＷＧ ＯＲＩＧＩＮ®の何番をかけたら一番合うのか。私はグラフを見て、一番近いコードを選びます。そうすると、0022とか0009、がんのコードです。

バイオスキャンで画像を見ていて、赤と青のグラフで出ている波形がある特有の形になっていたら、その波形に対応するコードをかけることがあります。菌とか、病名とか、ウイルスとか、寄生虫には独特の形があります。最初に、徹底的に、ずっとこれを見て回りました。そうして、AWG ORIGIN®のコードを選ぶときに、どのコードが一番いいのかわかるようになってきました。

永田　例えば、このデータでピロリ菌が出たとしても、医療関係者とかで、「この前検査をやったけど、ピロリは出なかった」と言われることも結構多い。そういうとき、先生はどうやって説明されますか。

石橋　「この間、駆除しましたよ」とか言われる方は結構いらっしゃいます。私は、「これは、あなたの胃の中を顕微鏡で探って言っているのではなく、あなたの脳がどれを一番気にしているのかを言っているだけであって、実際にあるとか数が多いとか、そういうのは関係ないんですよ」と言います。極端なことを言えば、自分の脳がピロリ菌をすごく警戒して、とにかく嫌がっている。いるかいないかではなく、どれだけ警戒しているか。

ついでに言えば、胆嚢を手術で取った方がいるんですが、脳は胆嚢がないとは思っていません。事故で腕を落とした人でも、よく指先がかゆいとか、ありますよね。脳は、事故や手術で取り除いたことを認識していないんです。

ですから、今ここにピロリがいる、いないという調べた結果が出ているんじゃなくて、脳が警戒しているか、していないかだけのことを言っています。だから、「俺はちゃんとしているから大丈夫だ」と言うなら、私は「そうですか、では構いません。ただ、脳はすごくこれを何とかしてちょうだいと言っているようなので」と言います。

あくまでAWG ORIGIN®ありき

永田　例えばオライオンだけ使っている人は、脳がピロリを嫌がっていると言うと、そこだけで調整して終わりです。それを、あえてAWG ORIGIN®を使って、「胸のリストにピロリが出ているから、ピロリをやりましょう」と言う根拠とか効能はどう判断されますか。

石橋　「胃の調子はどうですか。何ともないですか」と、その方に聞きます。「何ともないです」とか「食欲もある」と言うならそれでいいですし、「ときどき逆流性みたいなことがあったりする」と言うなら、「少し胃を応援してあげたらどうでしょう」ということで、だいたい胃炎のコードと、もし仮にピロリがリストにあれば、そういったコードを入れます。

バイオスキャンだけを持っている治療家の方は画面上で調整だけ行って「これで治りました。いいですね」と言う人がすごく多い。

私の場合は、これを治療には一回も使いません。あくまでもAWG ORIGIN®のコードを選定するためだけの道具に使っています。バイオスキャンに使っている波動機器を100%全部使いこなせる人は、エントロピー解析をしたり、セラピーをしたり、いろいろなことをやりながら画面上でいい変化があるのを確認して、「よくなりましたね。こうやって改善してきましたね」と言っていくと思います。そういったやり方でも満足される方はいいですが、私の場合はAWG ORIGIN®ありきでやっています。

AWG ORIGIN®の治療が一番メインですから、それ以外に深くやろうというのは、はなからありませんでした。機器の本当の意味での使い方からしたら、メーカーさんは「調整もこれでできる」「もっといろいろな機能がいくつもある」と言われることは百も承知です。でも、私はその中のたったこれだけ、スキャンして画像やリストから脳の主張を読み取るだけに利用させていただいています。

永田　経験則で、AWG ORIGIN®をやっていれば、患者さん自体が調整してよくなるというのがわかっていて、その原因を突きとめるためだけにこれを使えば、より早くはっきりAWG ORIGIN®の効果が出るから使っているという感じですよね。

石橋　私が今でも崩していないスタンスは、AWG治療®をやって、「これからもぜひこれでやっていきたい」という方だけにバイオスキャンをやっています。「バイオスキャンだけをやってください」と言う方は、「何のためにするんですか」と、今でも全部お断りしています。バイオスキャンだけを単体でやるということは、まずほとんどありません。

永田　なぜかというと、患者さんはこれを見て悪いところを探すだけなんです。それで納得してしまう。日本人は検査するだけで満足してしまう。こんなに悪く出ているのに何もしないで、1年ぐらいしたら、また定期健診で医者に行って、「がんになった。先生どうしよう。助けてください」という感じです。

石橋　私はどうしてもAWG ORIGIN®ありきですね。

――今後、AWG ORIGIN®を使ってやっていきたいことはありますか？

永田　開発者の松浦先生の夢はリゾートや温泉地でAWG ORIGIN®を中心として、あらゆる体によいものを集めた癒しの郷をつくることでした。

石橋　現在、病と闘っておられる方々には、AWG ORIGIN®を使って、痛み、倦怠感などは少しでも和らげていただきたいです。若い世代や、現在元気な方々にも、予防、健康維持に役立てていただきたい。

また、今、AWG ORIGIN®の波動を入れた水を開発しています。もともとの水が特殊で、ある医師はこっそりこれだけでがんの治療をしているそうです。その水に、AWG ORIGIN®のいくつかの波動を時間をかけて入れているので、かなりエネルギーの高い水になっています。びっくりするような効果も出ていて、飲みすぎないようにと注意するくらいです。この水も、早く多くの方に届けていきたいですね。

バイオスキャンの一番の目的は、自身の体や脳が知らない間に働いていてくれることを知り、その働きをサポートすることです。自分でも気づいていないところで、脳がさまざまな異変、異常をとらえ、体の各免疫に指令を出し、免疫が修復してくれていることで、今があるんです。そこに気づくと感謝が生まれ、自分を信じることができるようになります。自信が持てます。

AWG ORIGIN®にはさまざまな症状に対応するコードがあります。ですから、うまく活用することで、自分の持つ病や特徴を知り、改善しながら、自分の体とうまくつきあっていくことができるんです。こんな体だから何もできないなんていうのではなく、病や自身の弱点でさえ、自分が楽しんでいけるように生きていただきたいと思います。

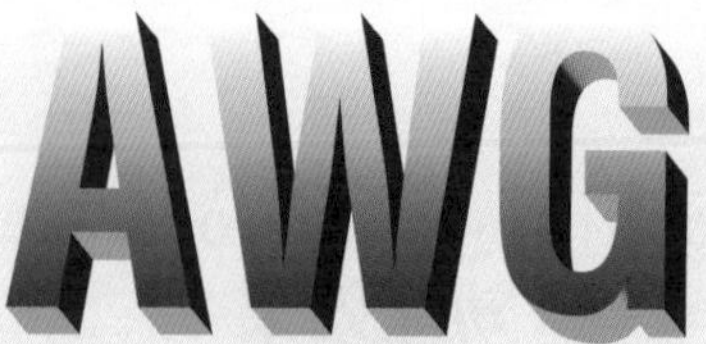
AWG

(Arbitrary Waveform Generator)

開発の目的

抗ウイルスの研究

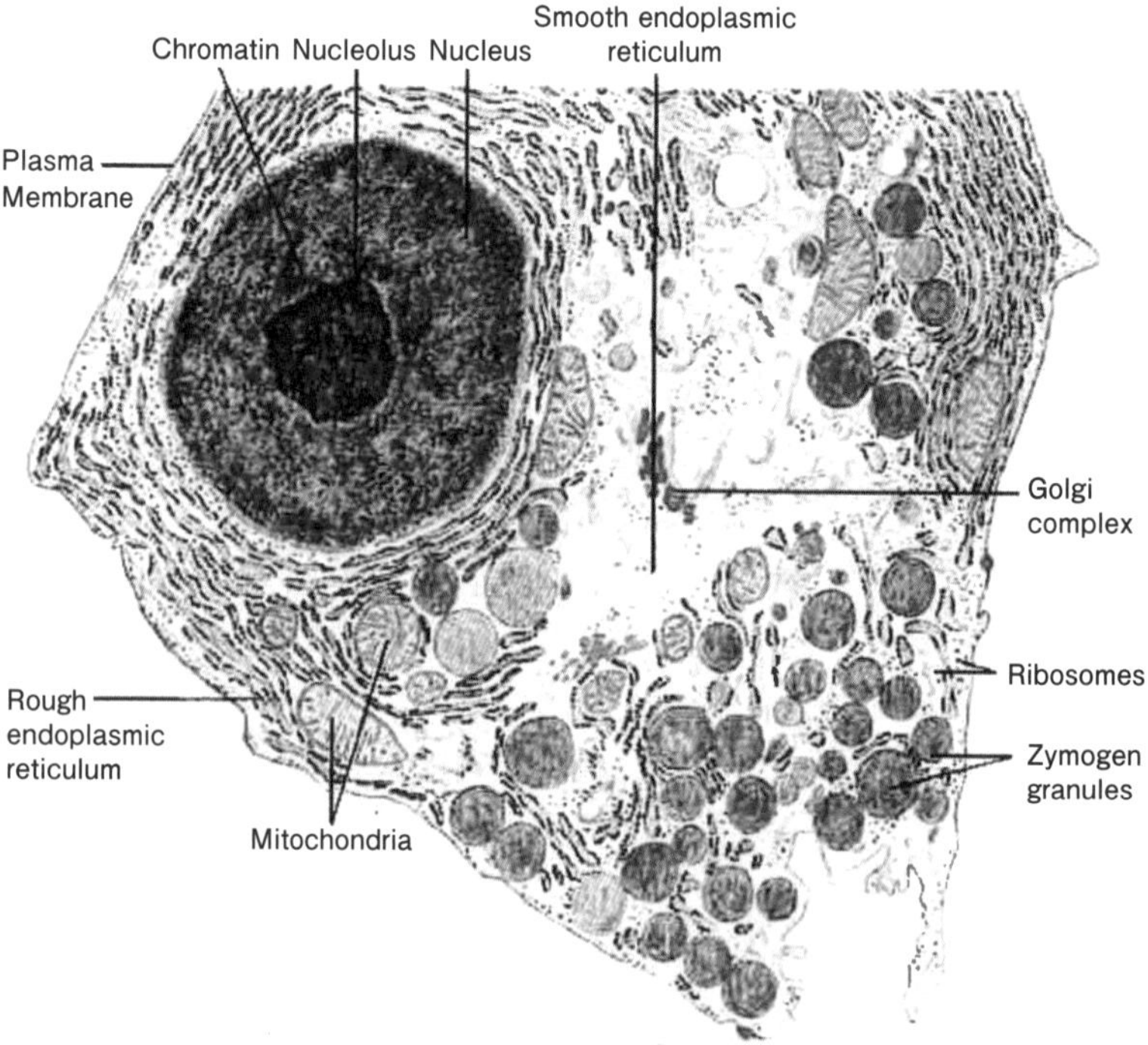

Smooth endoplasmic reticulum
Chromatin
Nucleolus
Nucleus
Plasma Membrane
Golgi complex
Ribosomes
Rough endoplasmic reticulum
Zymogen granules
Mitochondria

JAPANESE

AWG（Arbitrary Waveform Generator）効能効果

① **生体内ウイルスを殺滅する**

ウイルス、バクテリア、寄生虫をスーパー・エレクトロン電子によって殺滅（アポトーシス）する。

② **免疫を急激に上昇させる**

生体内抗原JDVCなどに作用し、NK細胞（ナチュラル・キラー細胞）、大単核白血球、リンパ球、顆粒球、マイクロファージなどを急激に増殖させる。

③ **α波、βエンドロフィン、オキシトシンHormone、メラトニンの分泌を促す**

α波は、生体の生理コントロールを司る。βエンドロフィンは、生体内モルヒネと呼ばれ、モルヒネの200～400倍の効力を発揮するといわれる。オキシトニンHormoneは、美容と健康に作用する主要なホルモンで、ラブホルモンと呼ばれる。メラトニンは、ストレスや心配事で眠れない人に作用し、ぐっすり眠れる作用を有する。AWG（Arbitrary Waveform Generator）はこれらの分泌

物を正常分泌させる。

④ **病巣組織内に貯留し、汚染して大型化したH2Oを電子で破滅細分化して生理的機能を高め、体外に排出する**

⑤ **アシドーシス（酸性化）体質をアルカリ化に導く**

健康な人間の血液、組織液は、pH7.4と言われているが、病気に感染し、アシドーシス化し、pHが6.8になると死亡すると言われている。AWG（Arbitrary Waveform Generator）は膵臓、肝臓に作用して、インシュリンの分泌を促し、肝臓内グリコーゲンを大量に放出し、血中pHを急激にアルカリ化する。

⑥ **人体組織細胞内ソマチットを充電させる**

ソマチット（体内微小コンデンサー）を充電させ、ソマチットを活性化させ、細胞分子内のプラス・イオンを中和して細胞外に排除する。

⑦ **カルシウムパドラックスの排除**

40歳を過ぎると、人間は女性ホルモン欠如によって骨のカルシウムは血中に溶出し、特に女性は

骨粗しょう症となる。このカルシウムは、神経についてリウマチを引き起こし、関節について関節炎、脳についてアルツハイマー、筋肉について筋肉痛、眼について老眼、耳エウスタキオ管について難聴などを引き起こす。AWG（Arbitrary Waveform Generator）はこれら組織細胞に付着したカルシウムを電子破壊して、体外に排せつする。

⑧ **病巣部の改善**

病巣部のプラス・イオン化した電子受容体をAWG（Arbitrary Waveform Generator）マイナス・イオンが排除して正常な細胞に引き戻す。AWG（Arbitrary Waveform Generator）のソフト・エレクトロンは、血液、リンパ液等の組織液をマイナス化して、流通を円滑にする。

⑨ **DNA、RNA1鎖及び2鎖を切断する**

病的細胞内DNA、RNAの遺伝子に作用し、体外から人為的に細胞死（アポトーシス）させる。

Ⅰ）AWG（Arbitrary Waveform Generator）体内ウイルス殺滅技術

1．ウイルス、バクテリア、寄生虫の膠質膜をクリスタル・ゴブレットと定義

上記のクリスタル・ゴブレット（膠質膜）は玖理巣博士らグループが「ヒト生体内ウイルス殺滅技術(1971年プロジェクト開始)」の過程によって定義された。

〈定義理由〉

ヒト生体内ウイルス、バクテリア、寄生虫などは、その生命体を保護する為に、その表面を膠質膜で被われている（一部被われていないものも存在する）。現在迄、これらの膠質膜の詳細な究明がなされていなかったが、玖理巣（日本）らは、ウイルス、バクテリア、寄生虫の外膜を被う膠質膜がプラス・イオン（硬質タンパクで形成されたプラス・イオン帯電粒子）で形成されていることを突き止めた。

ウイルス、バクテリア、寄生虫を特殊エキスパンダー溶液に２極の電極を挿入し、２極間に低い電圧を印加するすると、電子はウイルス、バクテリア、寄生虫

のクリスタル・ゴブレット（膠質膜）を強力に破壊することが判明した。

クリスタル・ゴブレットを破壊されたウイルス、バクテリア、寄生虫は、生命を断たれ、病状は一気に快向に向かう。

2．スーパー・エレクトロンの定義

上記エネルギーは、10mm アンペア、12.5Vの弱電のうち、1～10,000Hz 間の69種類の周波数を生体フィルター（精子、卵子、DNA 各種動物生殖細胞膜など）を特殊エキステンダー中に電極を装置し、電圧を印加して、生物（ヒトを含む）組織細胞に何らの障害も与えない周波数（69種類）を選択して使用した。

この69種類の周波数は、ヒト生体細胞、動植物の生体細胞の実験に於いて、上記の事柄が判明した。

① ヒト生体細胞組織に投射しても、何ら副作用も障害を与えない。

② ヒト生体内を始め、動・植物の生体内に投射しても、その生命体に何ら副作用も障害も与えない。

③ 生命体は活性し、甦る。

④ 生体内免疫が一気に急上昇する。

⑤ 生体内細胞の病的大型化 H_2O クラスターが細分

化し、病的細胞内の新陳代謝を促し、治癒率を促進する。

⑥ 生体内オキシトシンHormoneの分泌を高め、脳幹よりα波を分泌させ、βエンドロフィン（モルヒネの200倍）、メラトニンなどの分泌を円滑にする。

⑦ カルシウムパラドックスによる骨粗鬆を防止し、神経、血管、脳、関節、筋肉などに沈着して発生する神経痛、高血圧、脳梗塞、アルツハイマー、老人性関節炎、筋肉痛、リウマチや腰痛、肩こり等の症状を解消する。

⑧ 生体組織細胞は、健康状態時には、pH7.4に恒常されているが、罹病したり、疲労が蓄積し、慢性重篤な病気になるに従って、徐々に血中pHは酸化し、pH6.8になるとヒトは死滅する。スーパー・エレクトロンを投入すると、36分間で酸化した血中pHは急激に改善されて元気を回復する。

Ⅱ）AWG（Arbitrary Waveform Generator）体内ウイルス殺滅技術

このスーパー・エレクトロンは、安全性、有効性、品質も保証され、世界138ヶ国に特許出願し、現在、アメリカ・ロシア・中国・EA・韓国で特許を取得した。ヒトの組織細胞の微小コンデンサー、ソマチットを充電させ、細胞を甦生させる働きも有する。

今後、このスーパー・エレクトロンは、ヒトの疾病や予防、動物の疾病や予防、植物に対する利用や魚類の貯蔵、土壌寄生虫の駆除や、土壌改良、水や飲料水の滅菌など、幅広い分野に応用される可能性を秘めている。

上記電子を、スーパー・エレクトロンと定義する。

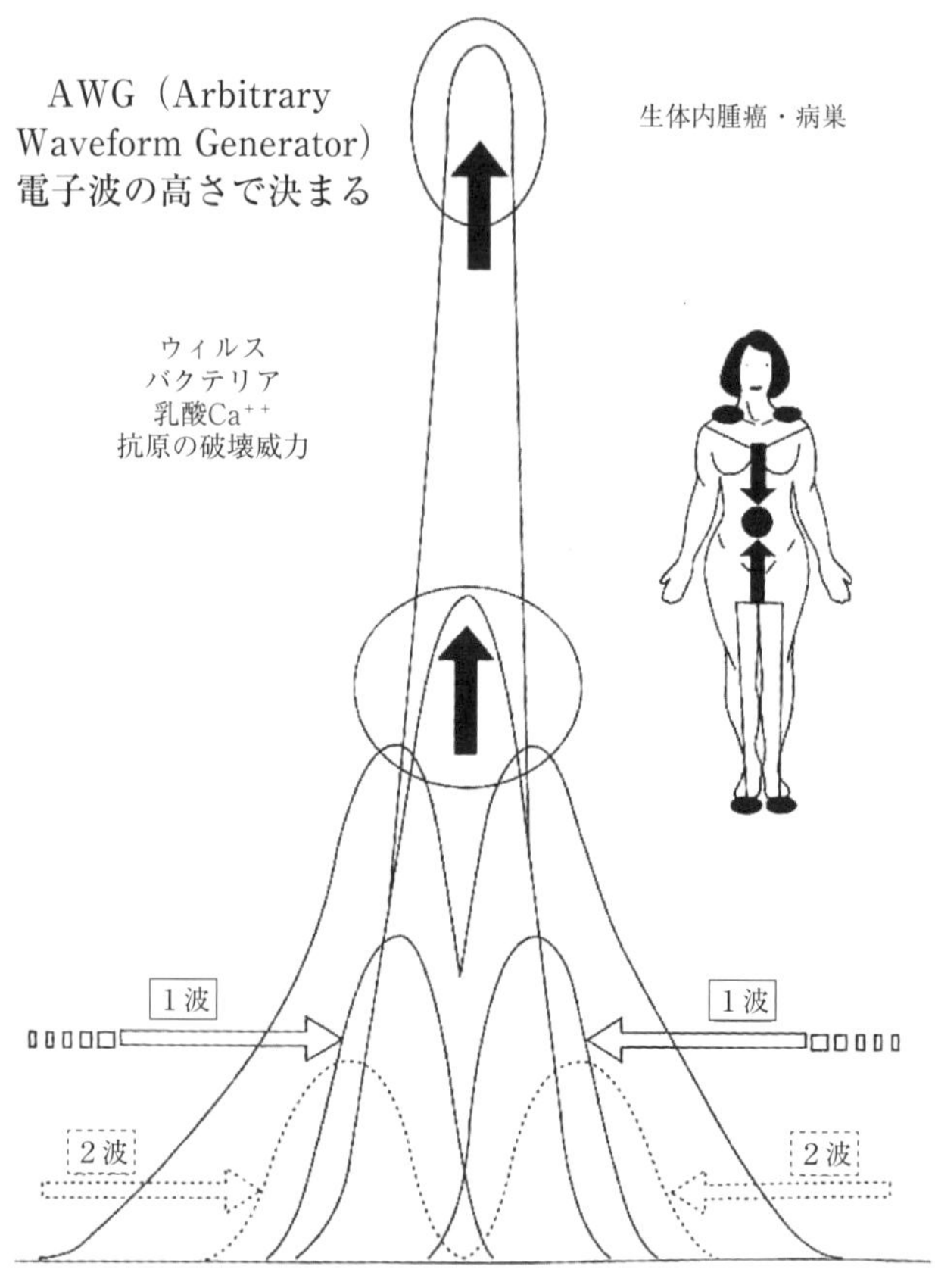
AWG（Arbitrary
Waveform Generator）
電子波の高さで決まる
生体内腫瘍・病巣
ウィルス
バクテリア
乳酸Ca⁺⁺
抗原の破壊威力
1波
1波
2波
2波

ヒト生体内で、マイナス・イオン化電子波が衝突すると、電子波エネルギーの破壊（電子波衝突による相乗パワー）が220%に達することが判明した。

AWG（Arbitrary Waveform Generator）の T細胞・免疫学的監視機構

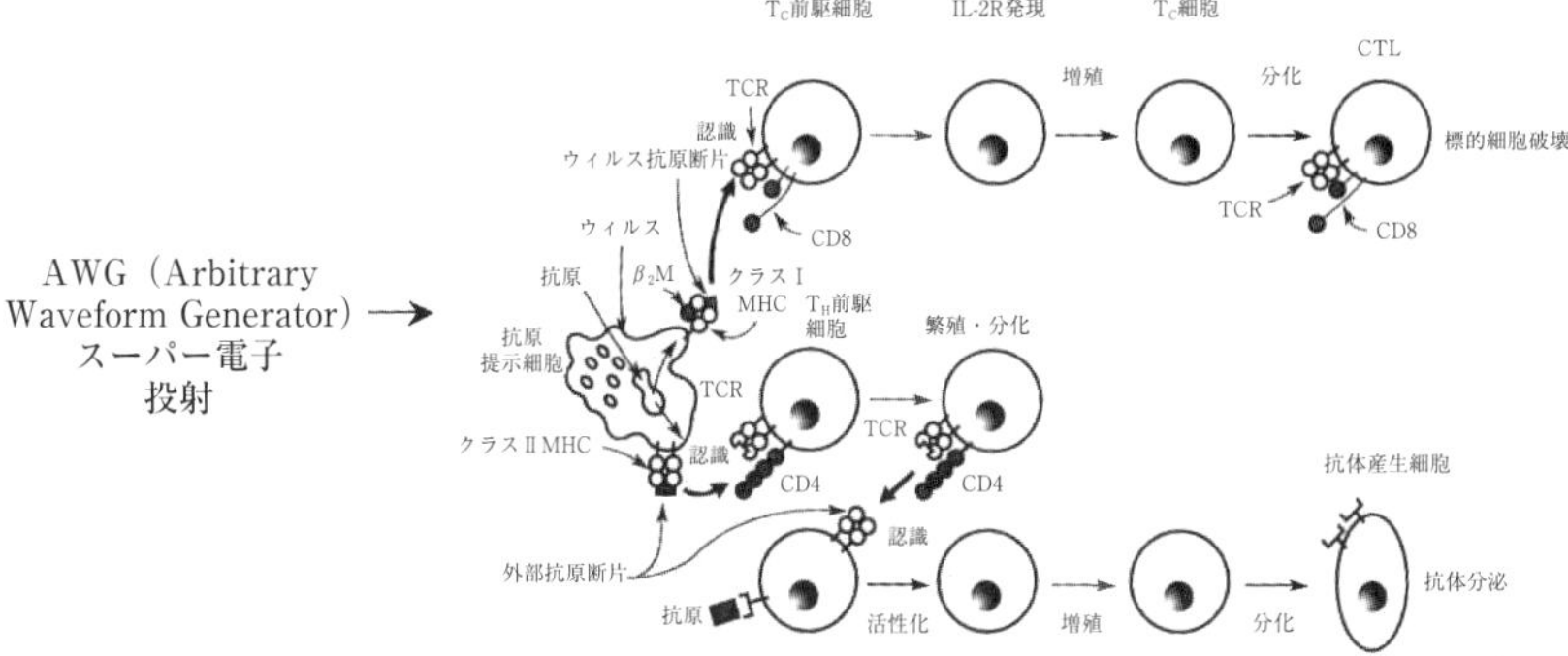
AWG（Arbitrary
Waveform Generator）
スーパー電子
投射
T_C前駆細胞
IL-2R発現
T_C細胞
CTL
増殖
分化
TCR
認識
ウィルス抗原断片
標的細胞破壊
TCR
CD8
CD8
ウィルス
抗原
β_2M
クラスⅠ
MHC
T_H前駆
細胞
繁殖・分化
抗原
提示細胞
TCR
TCR
クラスⅡMHC
認識
CD4
CD4
抗体産生細胞
認識
外部抗原断片
抗体分泌
抗原
活性化
増殖
分化

① T細胞によりH抗原の同一性を監視し、特異的認識T細胞を増殖させて非自己と見なされるH抗原を担う細胞や外部抗原を破壊除去する。

② リンパ球組織中に感染するウイルスの場合は、細胞性免疫が体液性免疫より優先する。

③ 標的細胞の遺伝子によってコードされているウイルス抗原の複合体をキラーT細胞が認識して活性化し、標的細胞を傷害、殺滅する。

④ 化学修飾された細胞、同種細胞に対しても同様の機序が成立する。

⑤ ヘルパーT細胞が、マイクロファージやB細胞などが抗原認識細胞との遺伝子によって、コードされている抗原を外部抗原の複合体を認識して活性化する。この活性T細胞が外部抗原に対し、抗体を産出し得るB細胞を活性化する。このB細胞が形成細胞に分化熟成して、外部抗原に対し抗体を産出し、この抗体がヒト生体外抗原侵入を妨害阻止する。

⑥ 一つの抗原の監視機構が失敗しても良い様に、外来の抗原は多くの型を持つ。

⑦ ヒトの主要組織適合抗原 HLA は、T細胞による免疫監視機構がマウスの実験によって成立することが判明した。

AWG（Arbitrary Waveform Generator）の免疫機構の確立

多能性幹細胞（もっとも未分化ですべての血液細胞に分化しうる細胞）に由来する。胎生期は肝臓で、生後は骨髄で多能性幹細胞からリンパ球系幹細胞と骨髄系幹細胞が分化する。リンパ球系幹細胞は胸腺でＴ細胞に、ブルザ相当器官（ほ乳類の場合は骨髄）でＢ細胞に分化する。この他リンパ球系幹細胞はＫ細胞、ナチュラル・キラー細胞（NK細胞）、LAK細胞（リンパ球をIL-2存在下で数日培養することにより誘導されるがん細胞に細胞障害性を示すキラー細胞であり、NK細胞系やキラーＴ細胞系の細胞集団からなる）に分化する。

AWG（Arbitrary Waveform Generator）のスーパー電子は、この電子波により、総合的、複合的及び多様、重複的ヘルツ（Hz）の変換によって刺激し、免疫細胞を分化、増幅させてヒト生体内に強力な免疫態勢を産生させる。

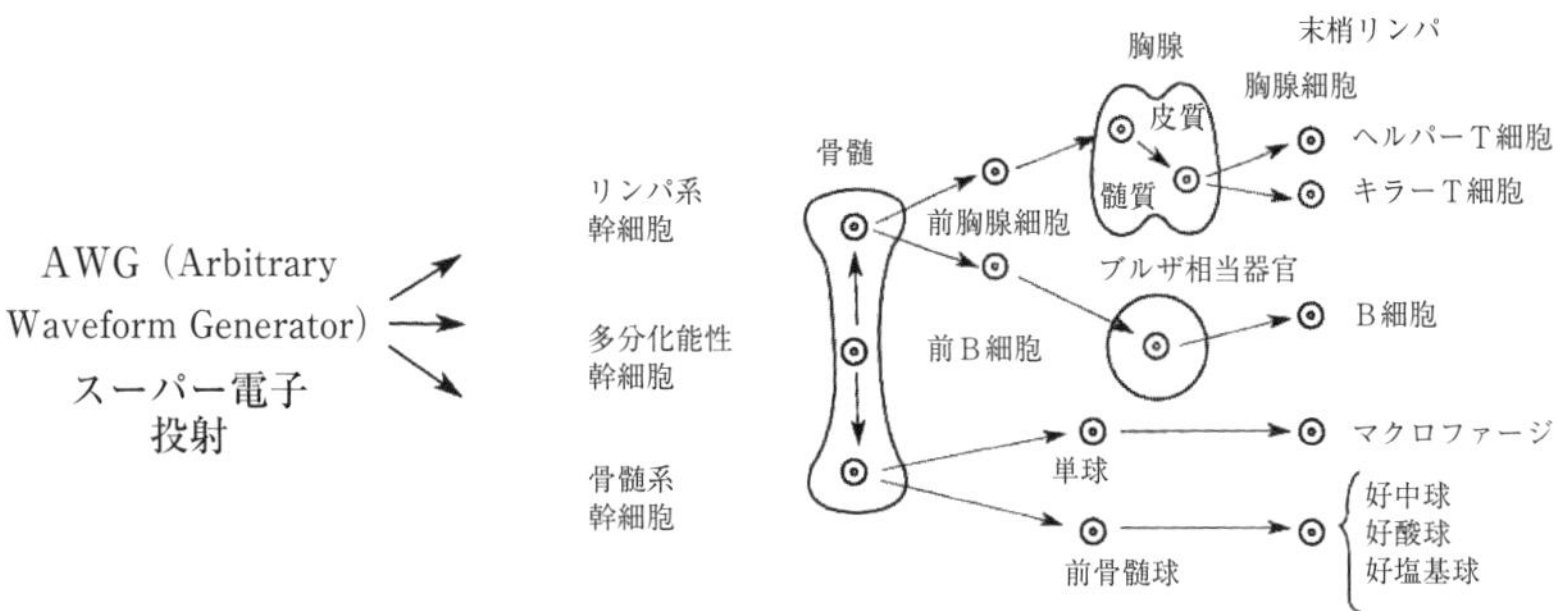
AWG（Arbitrary
Waveform Generator）
スーパー電子
投射
リンパ系
幹細胞
多分化能性
幹細胞
骨髄系
幹細胞
骨髄
前胸腺細胞
前B細胞
胸腺
皮質
髄質
ブルザ相当器官
単球
前骨髄球
末梢リンパ
胸腺細胞
ヘルパーT細胞
キラーT細胞
B細胞
マクロファージ
好中球
好酸球
好塩基球

AWG（Arbitrary Waveform Generator）電子波により、総合的・複合的及び多様・重複的刺激作用により免疫細胞を分化増殖させ、強力な免疫機構を確立する。

AWG（Arbitrary Waveform Generator）分解産出物の排出

スーパー電子投射療法によって、ヒト生体内で破壊された抗原（ウイルス・細菌・真菌・寄生虫）や感染DNA・RNA１鎖及び２鎖のアポトーシスによる副産物・カルシウムパドラックス（骨粗鬆症）に因するアルツハイマー・高血圧・関節炎・リウマチなど乳酸 Ca^{++} の組織細胞内沈着、付着によって発する疾病・頸脊骨及び骨盤の歪みを発する背最長筋の萎縮などに対し、弛緩・拡張させて老廃物や炎症滲出物、Ca^{++}、ウイルス、細菌、真菌、寄生虫などの破壊物質の処理、輸送、提示、認識、除外機構などにつき詳細が判明した。

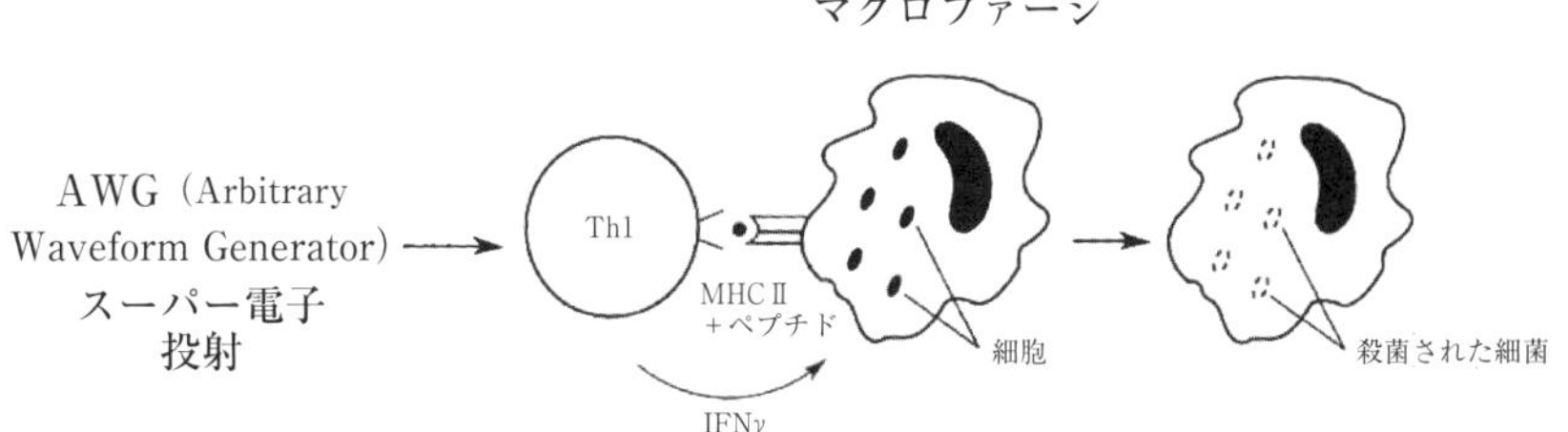
マクロファージ
AWG（Arbitrary Waveform Generator）
スーパー電子投射
Th1
MHC Ⅱ
＋ペプチド
IFNγ
細胞
殺菌された細菌

細胞内細菌に対する防御機構、細胞内細菌に感染したマクロファージは、IFN γを産生するTh1細胞にMHC Ⅱクラス「分子を介して細菌のペプチドを提示する。このことからマクロファージは活性化され、細胞内の殺菌能力が増強される。

非自己、遺伝子産物の処理、輸送、提示、認識、除外機構

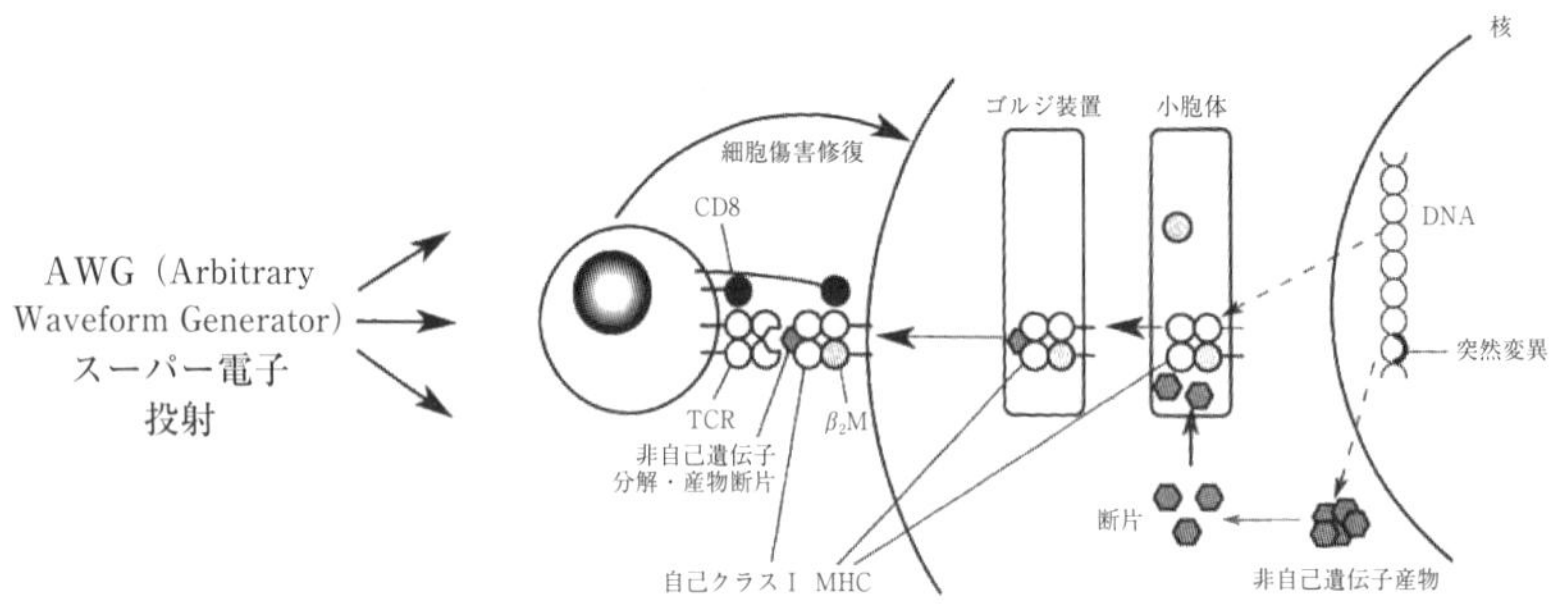
核
ゴルジ装置
小胞体
細胞傷害修復
CD8
DNA
AWG（Arbitrary Waveform Generator）スーパー電子投射
突然変異
TCR
β_2M
非自己遺伝子分解・産物断片
断片
自己クラスⅠ MHC
非自己遺伝子産物

遺伝子は各細胞の核内に存在する。核内の遺伝子の自己同一性を直接調べることはできない。そこで固体を構成するあらゆる細胞が同一の遺伝子セットを保持しているかどうかを、各細胞の遺伝子産物のなかに自己のタンパク質と異なるタンパク質（非自己タンパク質）がないかどうかを調べることにより推定する。遺伝子の違いはタンパク質のアミノ酸配列に反映する。そのために、逆に、細胞を構成するすべてのタンパク質を調べればすべての遺伝子を調べたことになる。

ある細胞で核内の遺伝子の情報に基づいてタンパク質が合成され、細胞質に移行する。細胞内のタンパク

質はプロテアソームで分解され、細かい断片のペプチドになる。生じたペプチドはTAPトランスポーター（抗原処理関連輸送体：transporter associated with antigen processing）と呼ばれるトンネルをくぐって小胞体・ゴルジ装置の内部に運ばれる。このペプチドはここでクラスⅠ抗原分子の溝にはまり込んで細胞表面へと運ばれる。この機構により細胞内で合成される遺伝子産物のサンプルが、常にその細胞表面のクラスⅠ抗原分子の溝に表れる。CD8という装着分子とT細胞レセプター（TCR）という抗原受容体をもつキラーT細胞（CTL）が、CD8で標的細胞のクラスⅠ抗原分子を探索して結合する。CD8で標的細胞のクラスⅠ抗原分子と結合したキラーT細胞は、TCRでこのクラスⅠ抗原分子とその分子の溝にはまりこんだこのサンプルに同時に接触し、このサンプルが自己クラスⅠ抗原の溝にはまりこんだ非自己遺伝子産物（内在異物といい、外来異物と区別する）サンプルであるかどうか調べる。このサンプルが内在異物サンプルであれば、そのことが刺激になり、キラーT細胞が活性化される。活性化したキラーT細胞はこのサンプルを提示する細胞を傷害し排除する。

細胞甦生

死滅する細胞と反対に、細胞組織内にはその機能を甦生回復させる機能をも有し、電子受容体の充電が減少した細胞に合体した電子が充電すると細胞を甦生する。

この甦生は、細胞死（アポトーシス）の現象と丁度逆の対象理論といえる。充電され甦生された細胞は再び生体内に復活し、正常な生理作用を営む担い手として生体生理作用に加わる。

以上の様な細胞甦生の理論が完成されると、細胞の不老不死につながる新しい理論展開が期待出来る。電子は光の速度の95％の速さで生体を貫通し、細胞内で様々な作用を行う。原子核の構成要素で出来ている生体は、電子によってコントロールされている。

電子を吸収した細胞は、周りの細胞と連結し、高速でその機能を回転し始め、適合する電子 Hz の集積により効率よくその機能を回復する。

電子は平行に走り、決して曲折しないといわれているが、生体内に投射したイオン化した電子は、血液、リンパ液、神経等の伝導度によって、曲折或いは分析することが判明した。又、癌や胆石、腎石、尿路結石

等により、電子は並行走せず折り曲げ屈折することがある。

世界で最も小さい物体が、人類に最も偉大なる貢献をする力を持っている。

物質を形成している最も基本的な粒子を素粒子という。

原子は中心に原子核を有し、幾つかの電子をもって構成されている。電子はこれらを形成する基本粒子とされている。しかし、原子核は陽子、中性子、中間子から出来ている。これらは原子核から単独で取り出すことも出来る。

これらは粒子でも基本粒子ではなく、クォークという粒子が２～３個の粒子だと考えられている。クォークは、単独で取り出すことは出来ない。色力学理論により実在はするが、単独で取り出せないことが理論化された。それによりクォークは実在の粒子として証明された。

●強い力、弱い力　電磁気力、重力

全て物質間には各々の力によって決定される。プラス電子を有した原子核とマイナス電子が原子を構成するのは、それらの間に電気力が働くからだ。原子が結合して更に大きな細胞組織を形成するのも、主に電気

力によるもので磁気力の効果もある。

電気力と磁気力は同じ理論の側面であることが判明しているので、まとめてこれを電磁気力という。電波や光の発生や呼吸など全て、電磁気力の効果である。

電磁気力の他に重力という力もある。今世紀になってその他強い力、弱い力の2種類が発見された。

I）生命を甦らせる物質

すべての物質は、超ミクロの「ヒモ」から出来ている。そして、物質は幾つかの素粒子から出来、また物質の間には「強い力・弱い力」「電磁気力」「重力」の４つの力が働いている。

強い力：グルーオンをやりとりし、クォークを結びつけて陽子や中性子をつくり、陽子や中性子をまとめて原子核をつくる力。

弱い力：ウィークボゾンをやりとりし、粒子の変化を引き起こす。例えば、中性子のダウン・クォークがアップにより陽子に変わる。

電磁気力：光子をやりとりし、電子と原子核を結びつけて原子をつくり、原子をまとめて物質をつくる力。電気を帯びた粒子に働く。

重力：万有引力のことである。重力をやりとりし、全ての物質に働く。物質をまとめて天体や銀河をつくる。

物理の先端学説として、電子（エレクトロン）やクォークが物質を作り出す最小単位「素粒子」だと結論

づけられている。物質をつくる素粒子として、６種類のクォークと６種類のレプトンが知られている。

　電子（エレクトロン）は、レプトンの一種である。これらの素粒子の間には４種類の力が働き、この４つの「電磁気力」「強い力」「弱い力」「重力」は電子と原子核をつくる力である。

「強い力」とは、クォークを結びつけて陽子や中性子をつくり、陽子や中性子をまとめて原子核をつくる力である。強い力は、クォークに働くが、電子などのレプトンには働かない。

「弱い力」とは、素粒子の変化を引き起こす力である。例えば、弱い力が働くと、中性子が陽子に変化して原子核が崩壊する。

「重力」は万有引力のことであり、この４つの力を相対的にまとめ一つの理論としたのが、アルバート・アインシュタインの「相対性理論」であり、これを進化させたのがアインシュタインの「統一理論」である。

　素粒子の間に働く重力をも含め、４つの力を統一する理論は、超ミクロの世界での重力理論でもある。統一理論が完成すれば、超ミクロ・超高エネルギー状態で生まれた宇宙創造の謎も解明される可能性がある。この統一理論の有力な候補が「超ヒモ理論」である。

Ⅱ）生命を甦らせる物質

人類が長年に亘って追い続けてきた生命の本質の謎を、物質の最小単位の物質である電子やクォークが解き明かすかもしれない。

アインシュタインやホーキングの物理学の究極の物理理論をベースに、新しい生命の扉が開かれようとしている。現代物理学を基本として、物質の基本単位とその間に働く超ミクロの力が細胞分子に働くと、原子から出来ている物質は、ソマチット（超微小細胞内コンデンサー）が充電し、原子核と電子からなる細胞核は急速にエネルギーを蓄え活性化する。

人体の生命体を分析していくと原子に至り、その大きさは１億分の１センチメートル程の10の８乗となる。

原子核は、陽子や中性子からなり、更に陽子や中性子は３つのクォークからなる。

現在の物理理論に於いて、物質の最小単位は、電子とクォークが最小単位の素粒子と考えられている。

1911年、イギリスのアーネスト・ラザフォードによって、物質の最小単位の原子は、原子核と電子によって理論づけられた。

1964年、アメリカのマトー・ゲルマンとジョージ・ツバイクが陽子や中性子は３つのクォークからなる理論を独立して発表し、1969年にはクォークの存在が確認された。

現在、物理学に於いて電子やクォークがつくる最小単位「素粒子」と考えられ、玖理巣らのグループは、物質をつくる素粒子と126種類のクォークと６種類のレプトンの中から電子（レプトンの一種）を用いて、生命体組織細胞のソマチットを充電刺激して、新しい細胞の活性を試みて、この「電磁気力」の働きによって弱った細胞を甦らせ、免疫を向上させ、Hormoneの分泌を促し、従来保持している採納組織の円滑な生理機能を司ることを発見し、AWG（Arbitrary Waveform Generator）を完成させた。

現在、４種類の力が物質界を支配しているといわれているが、宇宙が出来た時は、１種類の力だけで支配されていた。電磁気力は電子と原子核を結びつけて原子を作り、原子をまとめて生命体を作り出す力を有する。

AWG（Arbitrary Waveform Generator）とアポトーシス医学

ウイルス・コアはプラス+タンパク粒子で構成されている

◆ヒト生体・感染細胞内アポトーシス

アポトーシスを人工的に制御し、ヒトの生体外から自由にDNA・RNA 1鎖及び2鎖を制御出来たら、これは医学の貢献度の高い技術として人類を病から救済し、紀元前より長々と続いて来た人類とウイルスの戦いに終止を打つことが出来るかも知れない。

◆アポトーシスを制御できるか？

現代の医学及び生化学、生命科学などの分野に於いては勿論、一般の人々に至るまで、アポトーシス（細胞死）を人為的に制御することは大きな関心事になっている。癌、HIV感染症、脳梗塞、アルツハイマー、側索硬化症、自己免疫疾患などの感染症に於いて、社会的問題の大きい疾患の発生にアポトーシスの制御が密接に関係していることが明らかになって来た。玖理巣（日本）らは、アポトーシスを人為的に制御するというこれまでにない画期的治療法を発見した。

生理的老化や余剰細胞を生理的に除去することによ

り、生命体の統制を計る生体制御の役割の生体防御は別として、癌細胞やウイルス感染細胞などの有害となる細胞を排除する生体防御が重要な課題と、世界の学者が研究追及している課題なのである。

癌、ウイルス性疾患などに於いて、巧妙な機構が遺伝子として細胞に組込まれ、これを制御することによって、アポトーシスとして細胞を消却することが出来る。

アポトーシスの究極目的は、異常な遺伝子型の細胞を細胞ごと消去することによって、癌やウイルス感染症の遺伝子の存続、粒の保存や進化を制御し、細胞ごと殺滅する必要がある。アポトーシスの分子機構の研究は、世界の学者たちの重要なテーマとなっているが、アポトーシスは細胞の目的をもった機能を、根本的に制御、配乗する生理死である。

これを人為的にコントロール出来る、アポトーシス制御性薬品や器機を開発しようとする機運が世界中で高まって来ている。しかし、臨床的応用を計るには、まだ基礎的な研究を積み重ねなければならないのが現状である。

21世紀の最大の研究課題として、アポトーシスは医療に最大の変化をもたらす課題の一つに挙げられている。人類はアポトーシスの技術の完成に、最大の関心と期待を持って待ち望んでいる。

アポトーシスは、哺乳類を始めとする多細胞生物の正常細胞に備わった機能であり、細胞消去の働きをする。その機能は、アポトーシスの誘導から始まり、遺伝子の命令により決定実行を行い、遺伝子（DNA・RNA）によって巧妙にコントロールされている。

これは、タンパク質及びDNAの限定分解に収束することが判明してきた。細胞内の不要になった細胞や有害となる細胞を除去する働きをなす。

ヒトの生命体は細胞増殖や分化のみでなく、細胞死というアポトーシスによってコントロールされている。このバランスが破壊されると、様々な疾病が発生することとなる。

癌やHIV、カポス肉腫、子宮筋腫などの感染症は、細胞死アポトーシスの乱れに起因している。死から生への甦生技術の開発は、今後全く新しい治療薬や治療法が開発されることが期待される。

アポトーシスの概念は、細胞のせいの特徴である細胞分裂と同じように基本的に重要な細胞機能であり、20年程前に提唱済みであった。細胞死は唯単なる崩壊現象として今日迄ネクロージスとして処理され、あまり重要視されなかった。

◆アポトーシスの歴史

1972年　KERR, J.F.R. によって提唱された。

◆アポトーシスの定義

細胞形態学的な変化とDNA（遺伝子）のヌクレオソーム単位での断片化という、生化学的変化の２つにより定義される。真核細胞のゲノムDNAはタンパク質と複合体を形成し、クロマチン形態をとる。

DNA・RNA１鎖、２鎖の２種類の切断に分けられ、生理的役割（DNA複製、修復、組換え、アポトーシス）、性状（至適PH、２価イオン要求、性、局在性）、切断様式（エキソとエンド。3'-OH／5'-P型と3'-P／5'-OH型）により分類できる。

AWG（Arbitrary Waveform Generator）はソマチット（生体内微小コンデンサー）に作用し、ソマチットの16の触手の電気受容体を、交流のマイナス・イオン電子であるスーパー・エレクトロンを段階的に作用させることによって充電させ、血液細胞中の造血サイトカインを強化し、血液細胞の増殖を促進し、DNA合成や細胞周期の進行を誘導し、アポトーシス抑制のシグナルを活性化することが判明した。

血液細胞など、様々なヒト生体内に於いて、Rasや

PI3キナーゼを介したシグナル伝導経路がアポトーシス（細胞死）の抑制に重要な役割を果たしている。

一方、疾病等に感染しウイルスなどの働きにより、サイトカインの除去によって誘導されるアポトーシスは、血液細胞などの生存のシグナルを不活化し、カスペースファミリーやJNKなどのアポトーシスを積極的に引き起こす。

AWG（Arbitrary Waveform Generator）の交流マイナス・イオン化電子により、これをヒト生体内に段階的に投射することにより、「死のシグナル分子」の活性化をSTOPさせることが判って来た。

AWG（Arbitrary Waveform Generator）の研究で、今後更に多くのシグナル分子を周定し、そのシグナルの相互関連作用を究明し明らかにしていくことで、癌、HIV、子宮筋腫などの感染症のアポトーシス（細胞死）の制御のネットワークが解明され、人類の新しい医術のページを開くことになる。

SARS（新型コロナウイルス）に挑む

WHO が21世紀はウイルスの逆襲が始まり、人類とウイルスの戦いになると宣言した通り、隣国中国を始め、世界38カ国に於いて SARS の感染者が報告され、死亡者数も600人を突破し、SARS ウイルスはその勢いを止めず、全世界に伝染しようとしています。

航空会社、貿易会社、自動車メーカーや家電メーカーや農産物まで流通を規制され、アジアの観光業者の561万５千人もの人達が失業したと発表されています。米国では SARS の伝染予防対策費として、６千800万ドルの予算を計上したとも伝えられています。今や、SARS ウイルスの感染は世界に大きな人的、経済的被害と恐怖をもたらしています。台湾では台北市だけでなく、台湾全島に亘って WHO が緊急非常事態宣言を発表されるまでに至っています。全世界の医学者の英知を絞り、対策に困難を極めていますが、治療法はもとより予防法すら立てられず、制圧の道筋も見えず、病人や接触した人々を何百何千と「隔離」するしか手立てはなく、マスクをつけて歩くこと位の対策しか取れないで苦慮しています。

AWG（Arbitrary Waveform Generator）は、SARS

の感染細胞内ウイルスのクリスタル・ゴブレット（エンベロープ）を電子で破壊し、殺滅するように設計されています。この機器は、12.5V・10mApという弱い電子（スーパー・エレクトロン）を生体内に投射し、生体内ウイルスを直接攻撃する方法です。

AWG（Arbitrary Waveform Generator）が使用するヘルツは、1～10,000Hzの内、生体内の精子・卵子・遺伝子などを全く傷つけない69種類のヘルツを選択し、CPUに記憶させ、これを3分間毎に段階的に生体内に投射して、細胞内ソマチッドを充電させ、生体内免疫を向上させ、生体をウイルスから防御する作用もあり、この説はガスト・ネサン博士の学説によって証明されています。

従って、AWG（Arbitrary Waveform Generator）はSARS（新型コロナウイルス）も同じ方式で同様に殺滅します。

その他AWG（Arbitrary Waveform Generator）は、生体内のプラス・イオン化した病巣部を強力なマイナス・イオン電子で中和し、病気で弱っているアシドーシス化した酸性体質を弱アルカリに変換させたり、全身の内分泌腺を刺激しホルモンの分泌を円滑にしたりする作用などの多数の友好な作用が認められています。

ヒトを病気にさせない·クリスイズム

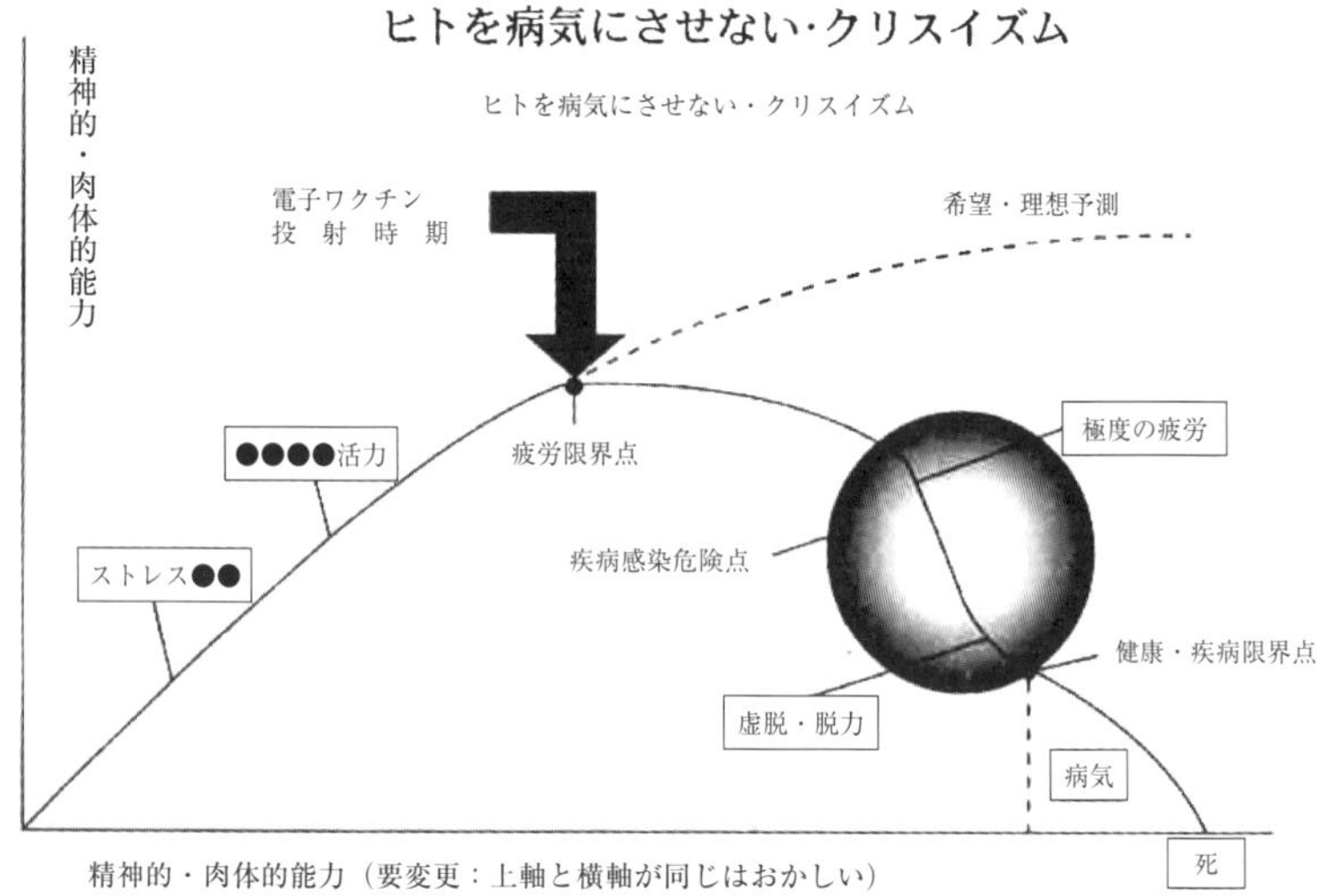
ヒトを病気にさせない・クリスイズム
精神的・肉体的能力
電子ワクチン
投射時期
希望・理想予測
●●●●活力
疲労限界点
極度の疲労
ストレス●●
疾病感染危険点
健康・疾病限界点
虚脱・脱力
病気
死
精神的・肉体的能力（要変更：上軸と横軸が同じはおかしい）

AWG（Arbitrary Waveform Generator）の「癌完治効能」はジュールの法則に合致していた

AWG（Arbitrary Waveform Generator）の生体内導電率を徐々に高めると、加速された電子が抵抗⊕イオン（癌などの病巣部）を通過する時に、この部位の熱伝導率が次第に倍加され熱を発し、この熱が徐々に段階的に蓄熱して生体内で癌などの病巣の熱を高め、その熱（42℃）で癌などの腫瘍を殺滅出来る事を、玖理巣らは世界で始めて突き止めた。

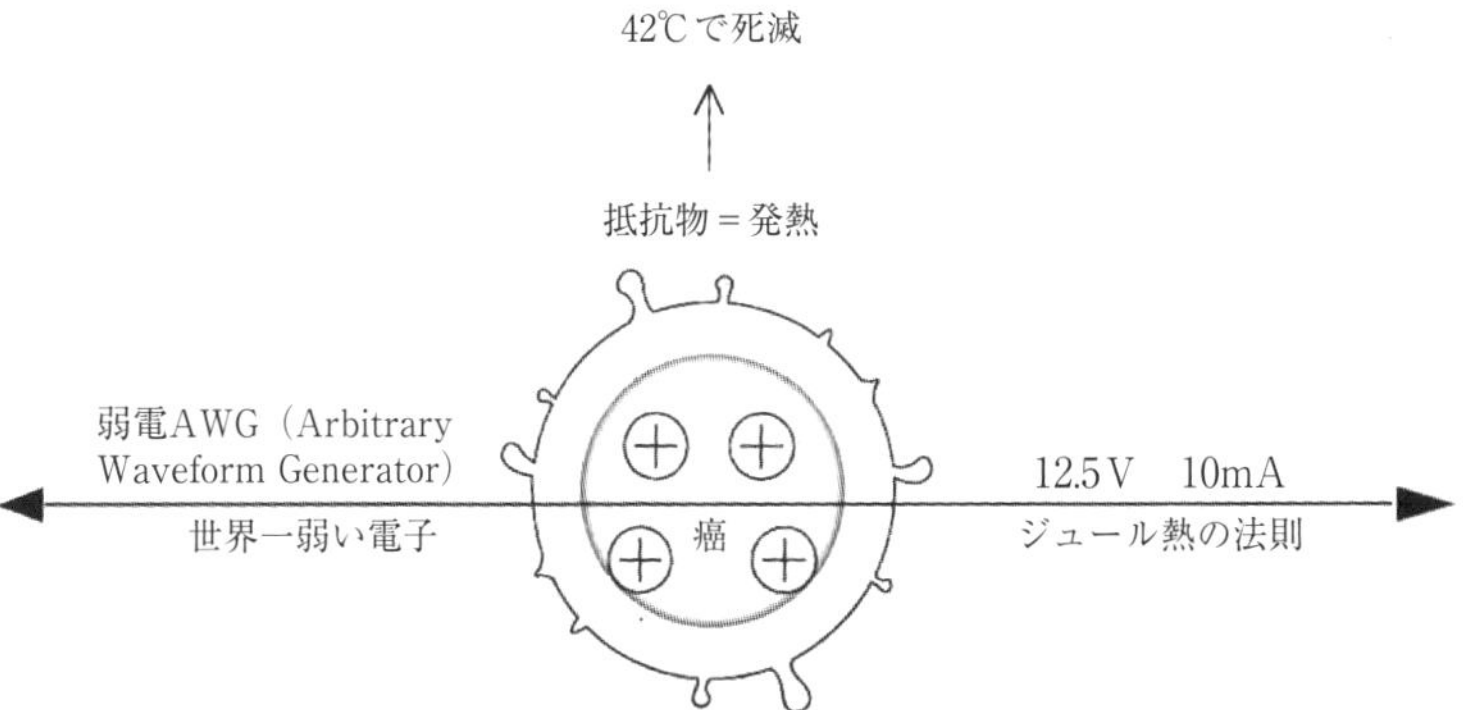
42℃で死滅
抵抗物＝発熱
弱電AWG（Arbitrary
Waveform Generator）
世界一弱い電子
癌
12.5V　10mA
ジュール熱の法則

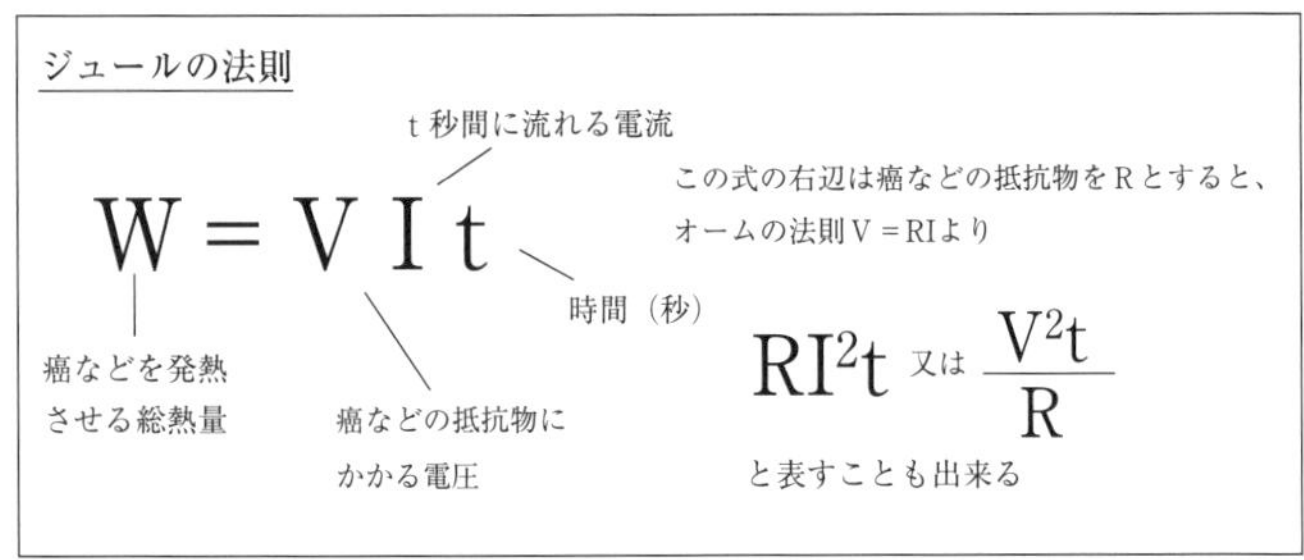
ジュールの法則
t 秒間に流れる電流
この式の右辺は癌などの抵抗物をＲとすると、
オームの法則Ｖ＝RIより
W＝V I t
時間（秒）
癌などを発熱
させる総熱量
癌などの抵抗物に
かかる電圧
RI²t 又は V²t/R
と表すことも出来る

この方法は、安全、無害で、しかも無痛であり、癌患者に副作用や後遺症を、医療ミスもさせず。耐性菌も出来ない理想的治療法といえる。臨床結果あらゆる初期癌・腫瘍に対し、顕著な効果が認められた。

AWG（Arbitrary Waveform Generator）の生体内ジュール熱

ヒト生体内抵抗物（癌・肉腫）に通電発熱させ、多重過熱によってダメージを与え周辺組織細胞内のミトコンドリアを活性化させ、総合的に疾病を癒す方法。

ヒト生体内に、スーパー電子（弱電無害の10mA、12.5V）のAC電子を通すと、生体内抵抗物（ウイルス・細菌・真菌・寄生虫・乳酸Ca^{++}沈着・癌等の腫瘍・炎症滲出物など）の抵抗物に通電する事によって発熱し、腫瘍内部熱が上昇する。これは生体内抵抗に電子が流れ細胞内の分子間の摩擦によって、「生体ジュール熱」が発生する為です。

AWG（Arbitrary Waveform Generator）の無痛無害のスーパー電子を生体内抵抗物に通過させると抵抗の大きいものほど発熱量が多く、抵抗の少ないものほどその発熱量が少ない事も判明した。

また、AWG（Arbitrary Waveform Generator）のスーパー電子の段階的電流を発生させる装置（３分間電子を投射、15秒休止を反復）に於いては、抵抗物内及びその周辺の組織細胞内熱量は、段階的に倍加され

多重化し、癌などの強い抵抗物ほど、腫瘍内温度は倍加され、この抵抗腫瘍内温度上昇により、癌・腫瘍・ウイルスに強力なるダメージを与えることになる。

また、癌などに蓄積していく中心的熱量は、徐々にその腫瘍周辺の組織細胞にも熱が波及してゆき、腫瘍の周辺組織細胞の温度も高める事になる。この時腫瘍周辺の暖められた阻止細胞内の温度もミトコンドリアを活性化し、栄養や排泄物の運搬もスムーズに行われるようになり、細胞呼吸の働きも良くなる。この為ミトコンドリアはエネルギー物質のATPの産出が活発になり、同時にこれによって周辺細胞の全ての活動が円滑になる。ミトコンドリアを暖める事により、ミネラル、糖、アミノ酸、脂質の代謝が良好となり、全身の活力が旺盛になるのです。こうしてヒトの生体内生理作用は、ミトコンドリアの働きによって加速度的に良好となるのです。またこの働きによって分化した器官の細胞はすべてこのミトコンドリアが担っているのです。

ミトコンドリアの特殊機能とは、その細胞ではなくては出来ない分泌の代謝の円滑を意味します。また、重要な組織や器官を作っている細胞のミトコンドリアが活発になれば、各々の組織細胞でなりたつ臓器の働きが円滑な生理作用を営むようになるのです。

例えば、肝臓のミトコンドリアが活性化されれば、P450の酵素が活性化され毒素が中和され糖の代謝が良くなり、グリコーゲンがスムーズに分泌されるようになります。脳幹の機能が円滑になれば、α波やβエンドロフィン、セロトニン、メラトニンなどの分泌が活性化し、生体を健康に導く原動力を作り出すのです。

脳・脊椎のミトコンドリアの働きが良くなると、神経物質セロトニンの分泌が促されるようになる。神経伝達物質がスムーズに産出され膵臓に作用すればインシュリンの分泌がスムーズになり、糖尿病等の病状を改善し、回復させる様になる。AWG（Arbitrary Waveform Generator）のスーパー電子の通電により、ミトコンドリアが暖められて癌などの強力な抵抗物の周辺組織細胞はプロストグランジンI_2の働きなどによって円滑な生理作用を営み免疫も向上し、これらの統合的生理作用が噛みあってヒトは健康になっていくのです。

「AWG（Arbitrary Waveform Generator）生体内ジュール法則」

生体内癌、腫瘍などの組織細胞に電圧を加えるとその組織細胞内に存在するプラス・イオン化したウイルスの膠質膜や病巣部のプラス・イオン化したタンパク質と次々と衝突しながら電子の運動エネルギー（マイナス粒子）の一部をタンパク分子（プラス粒子）に渡して減速する。

このようにAC自由電子は加速、原則を繰り返しながら一定の速さでピストン運動を繰り返す。一方プラス・イオン帯電タンパク粒子は熱運動エネルギー（内部エネルギー）が増加し次第に癌腫瘍内の温度が高くなり蓄積して病巣部を熱で殺滅する。これがAWG（Arbitrary Waveform Generator）スーパー電子エネルギー熱の発生のしくみです。

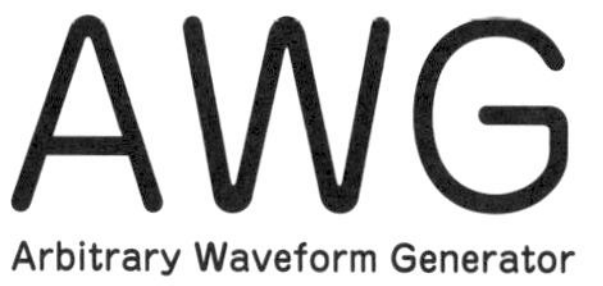
AWG
Arbitrary Waveform Generator

AWG（Arbitrary Waveform Generator）癌腫瘍完治メカニズム

AWG（Arbitrary Waveform Generator）の治療：スーパー・マイナス電子波を癌腫瘍に貫通させると、腫瘍はジュール熱の堆積温度によって徐々に縮小していくと同時に、腫瘍周辺の組織が暖まり、プロスタグランジンI_2やミトコンドリアが活性化し徐々に癌が縮小するのと並行して、病巣部の基低組織細胞が徐々に回復し癌の消滅と組織細胞の回復が同時に終了し完治する。

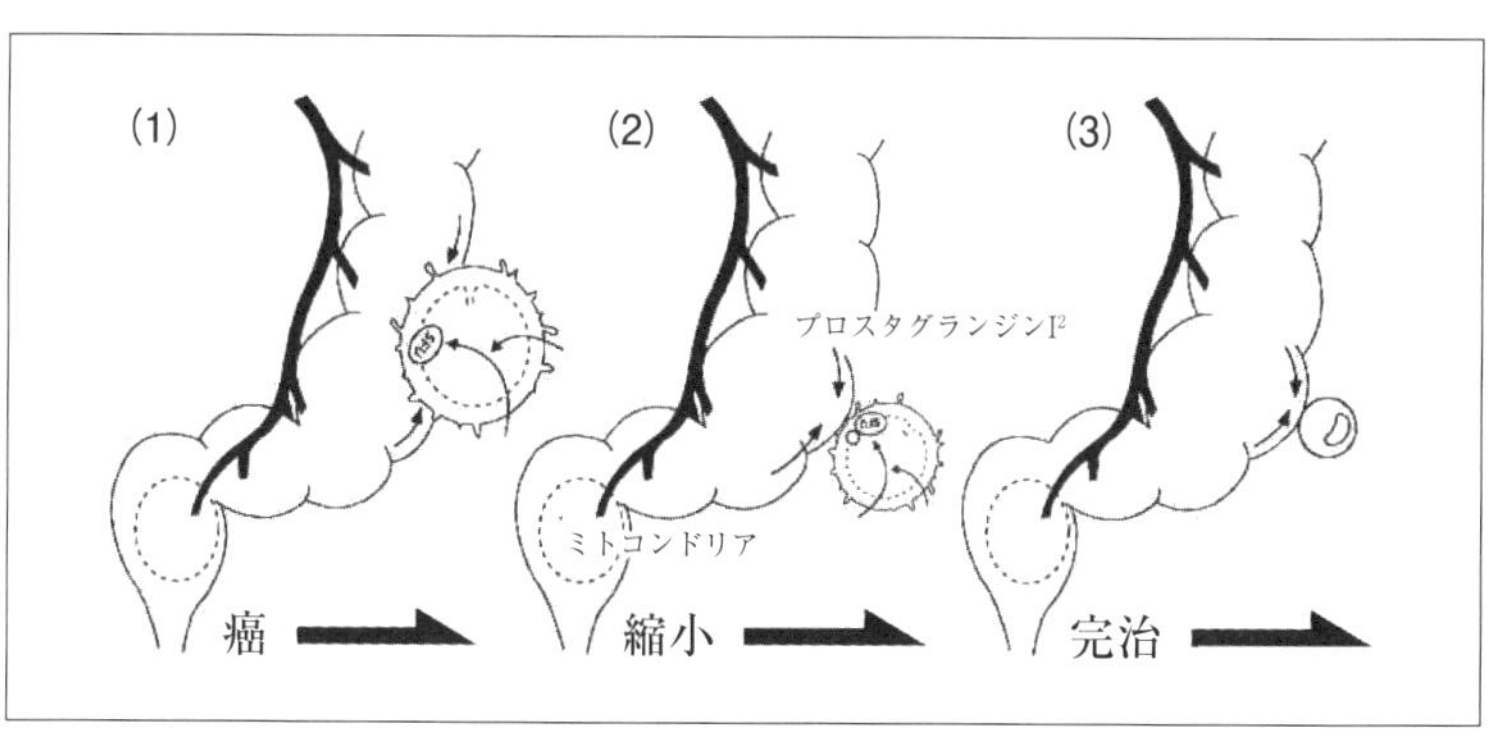
(1)
(2)
(3)
プロスタグランジンI2
ミトコンドリア
癌
縮小
完治

基低組織細胞の回復不完全　〈危険度〉

1．高周波（熱）照射
2．放射線療法
3．レーザー療法

危険性が伴う急速な癌細胞の消滅

1．操作医療ミス
2．腫瘍の急速消滅による基低組織細胞の回復不完全の為窄孔（急性腹膜炎の併発）

危険：高周波、放射線、レーザー等で腫瘍、癌細胞を一気に殺滅壊死させると、癌腫瘍等の基低部組織が回復していない為、組織細胞の後遺膜が劣化して、腸や胃壁が窄孔部して、消化器官内容物が腹膜に漏れ、急性炎症などの疾病を引き起こす恐れがあり、重大な危険を伴う。

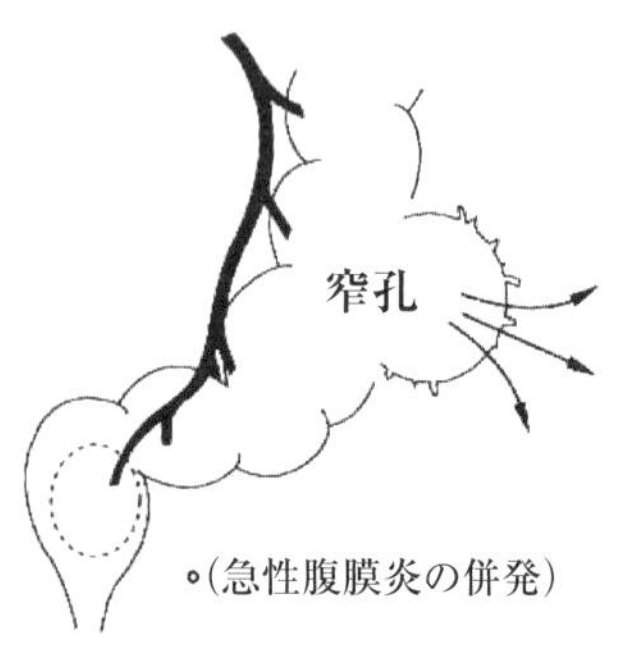
窄孔
◦（急性腹膜炎の併発）

SAVE THE FUTURE
AWG (Arbitrary Waveform Generator) MEDICAL MISSION

セイブ THE フューチャー　AWG（Arbitrary Waveform Generator）メディカルミッション
メンバー会員ニュース

AWG（Arbitrary Waveform Generator）
治療 真実のストーリー&ヒストリー。

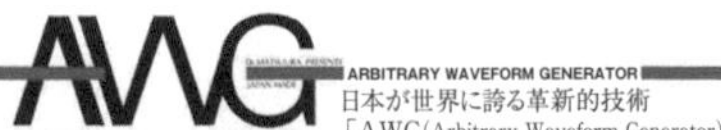
AWG
ARBITRARY WAVEFORM GENERATOR
日本が世界に誇る革新的技術
「AWG(Arbitrary Waveform Generator)」

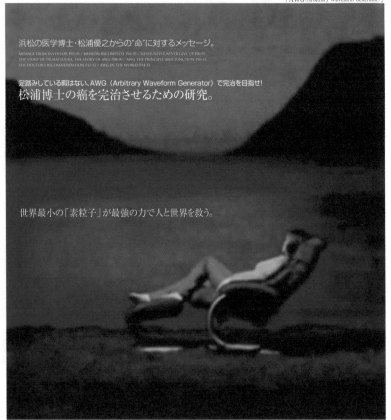

浜松の医学博士・松浦優之からの“命”に対するメッセージ。

MESSAGE FROM INVENTOR P02-03 / MISSION INCOMPLETE P04-05 / NEVER NEVER NEVER GIVE UP P06-07
THE STORY OF DR.MATSUURA. THE STORY OF AWG P08-09 / AWG THE PRINCIPLE AND FUNCTION P10-11
THE DOCTOR'S RECOMMENDATION P12-13 / AWG IN THE WORLD P14-15

足踏みしている暇はない、AWG（Arbitrary Waveform Generator）で完治を目指せ!

松浦博士の癌を完治させるための研究。

世界最小の「素粒子」が最強の力で人と世界を救う。

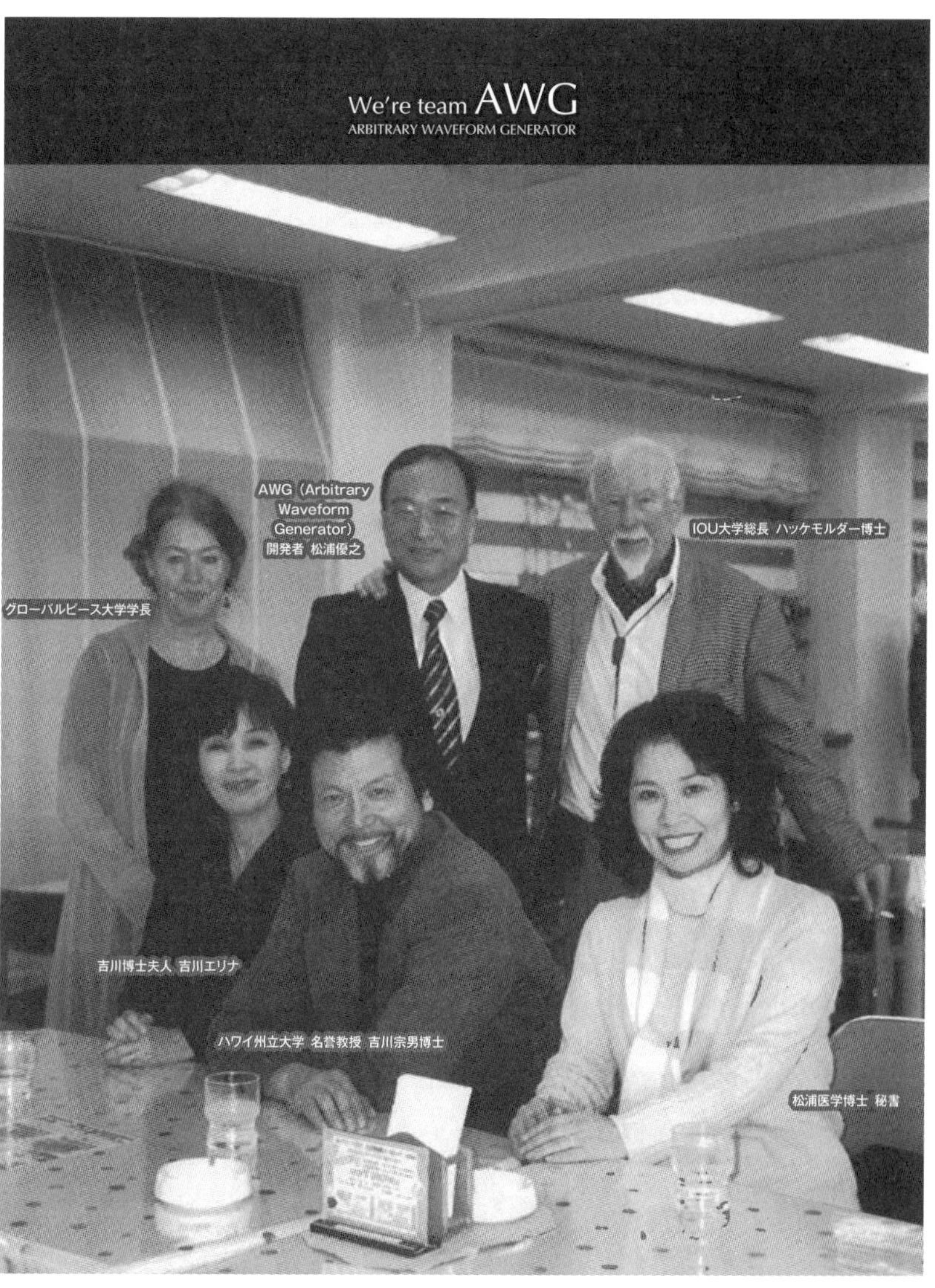
We're team AWG
ARBITRARY WAVEFORM GENERATOR
AWG (Arbitrary Waveform Generator) 開発者 松浦優之
IOU大学総長 ハッケモルダー博士
グローバルピース大学学長
吉川博士夫人 吉川エリナ
ハワイ州立大学 名誉教授 吉川宗男博士
松浦医学博士 秘書

こんにちは。浜松の松浦です。私もすっかり年をとりました。もう73歳です。ふり返ると、研究、研究また研究の人生でした。たくさんの素晴らしい人との出会いがありました。また同じくらいたくさんの人の裏切りにあってきました。たくさんの「魂が震えるような」研究成果がありました。そしてまた思いがけず同じくらいたくさんの理不尽な圧力を受け、たくさんの屈辱を味わってもきました。…… 73歳になった今、私はうれしかったことも悲しかったことも、感動したことも、悔しかったことも全てに対して「感謝」しています。

今にして思えば、若い頃は「世のため人のため」に学者として夢中で仕事をしてきたつもりでしたが、どこか野心的で挑戦的な部分があったのかもしれません。知らず知らずのうちに人を傷つけ、悩ましたかもしれない。そんな方々への「懺悔」や、仲間、家族、またこの国への「感謝」、そして何よりもこれからの地球を担っていく全ての子供たちへの「期待」の気持ちを込めて、今私ができること。それは、38年間、私の青春の全て、研究人生の全てを注ぎ込み完成させたこ

の「AWG（Arbitrary Waveform Generator）」を1人でも多くの人に知っていただくことなのです。

「何だ、結局自慢話か…。」

そう思われても仕方ありません。だけどこの「AWG（Arbitrary Waveform Generator）」、自分で言うのも何ですが、この20年間で驚くべき結果を残しているのです。

説得する気はありません。私は根っからの研究者ですから売り込むなんて大の苦手です。この地球上で、こんな事実があったこと。そして今も次々と奇跡が起こっていること。そして、これからも人類のために、この技術を封印してはならないこと。そんなことを、これからこの情報誌で定期的にお伝えしていきたいと思っています。学者の自慢話にならないように、自分を律しながらお伝えしていきます。

さあ、では、はじめましょうか。

AWG（Arbitrary Waveform Generator）の世界へようこそ。

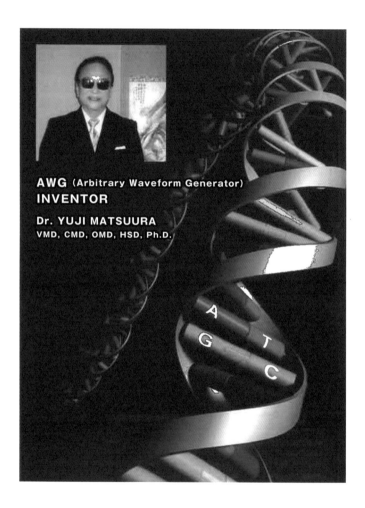
AWG (Arbitrary Waveform Generator)
INVENTOR
Dr. YUJI MATSUURA
VMD, CMD, OMD, HSD, Ph.D.
A
G
T
C

MISSION INCOMPLETE

1971年、私は弟を亡くしました。彼はその時、千葉大学医学部の４年生でした。病名は「白血病」。血液のガンです。

11歳の私の息子が、弟にかけた言葉を思い出します。「おじさん！　僕が医者になって救けてあげるから、それまでがんばれ！」

弟は言いました。「ごめんな。おじさん、それまでがんばれそうにないよ。」


夢と希望に満ちあふれた弟の人生を奪った「ガン」という不治の病。私はその時、自分の人生を賭けて闘う相手「ガン」に出会いました。

一人でも多くの人を救けようとしていた弟の遺志を継ぎ、それからは「ガンを治す」という大きすぎるテーマに全力を注ぐことになります。

あれから38年。目的の半分は達成されました。

達成したこと。それは完治率96％という「ガンを治す治療器」をつくり上げたこと。

そして未だ達成できない使命。それは全ての人をガンから救うこと。

神の配剤としか思えない素晴らしい治療器を授かりながら、まだ１万人しか救えていません。もっともっと救えるはずなのに……。


私の息子は「おじさん」との約束を果たし、医師となり、ハーバード大学病院に勤務しています。

一方、私にはまだまだやることが残っています。

まだまだ、息子には負けられません。

もっともっと多くの方がガンの呪縛から解かれ、救われていきますように……。

生体内ウイルスを殺滅する新しい技術の研究。

■スーパー電子ワクチンの基礎

スーパー電子ワクチン投射の第一の特徴は、全くヒト生体細胞に悪影響を及ぼさないマイナス・イオン帯電粒子である電子を、段階的にHz（ヘルツ）69種類を、低い数値のHzから高い数値のHzに変換・移行する事によって、感染性微生物と同様の偽抗原をＴ細胞に認識させて免疫応答を誘導し、免疫細胞から免疫を産生させることを目的として開発されたワクチン療

法である。これら多種類の Hz を段階的に15秒間の間隔をおいて３分間ずつ生体内に投射する事により抗原と同様の電子による偽作動を働かせる。この事により、T 細胞が段階的に発生する各々異なった Hz に応答しその Hz に合致した複数の免疫を産生させることを目的に開発された。この免疫により誘導された抗体は、特に細胞外のプラス・イオン帯電タンパク粒子で構成されている抗原（ウイルス・細菌・真菌・寄生虫）を殺滅し、又、抗原・微生物などの産生するプラス・イオン帯電の毒素や滲出物などをスーパー電子が分解して無毒化、中和することが判明した。AWG（Arbitrary Waveform Generator）の抗体はウイルス・細菌・真菌・寄生虫などの感染によって産生された抗体と同様に、この抗体は生体内で抗原防御の働きを発揮する。

電子ワクチン投射によって誘導された細胞性免疫（T 細胞、マクロファージ）は、特に細胞内細菌、ウイルス感染、真菌感染の防御にとっての要となる。

スーパー電子ワクチンとは、10^{-12}ミクロン帯電粒子をヒト生体組織細胞内に投射させることによって、多重免疫を誘導、産生させ、予防・治療の両面に作用させ健康を維持する方法である。

この方法は、スーパー電子（PAT.P.）１～10,000へ

ルツ間の69種類のヘルツ（Hz）を選択し、これらを組み合わせ低電圧から高電圧に段階的に電子波を発生させて、抗原（ウイルス・細菌・真菌・寄生虫）に衝突させ、これを殺滅し、又スーパー電子がヘルパーT細胞を刺激し、免疫応答細胞を誘導して多重免疫を産生させる２つの効能をあわせ持つことを特徴とする、新しいワクチンである。

このワクチンの第一の特徴は、スーパー電子を用いてこれを偽抗原（ウイルスや細菌・真菌・寄生虫・その他弱毒産物を使用しないで）として、ヒト生体内に免疫を誘導、産生させることである。

■ AWG（Arbitrary Waveform Generator）の４つの弱い電磁気力

弱い４つの電磁波の統合波で元凶を破壊・粉砕・殺滅する

電子のクロス・ファイアー技術

４つの弱い力の統合力で強力な電磁場の結集を計り、全てのプラス帯電物質（病気の元凶）を破壊する

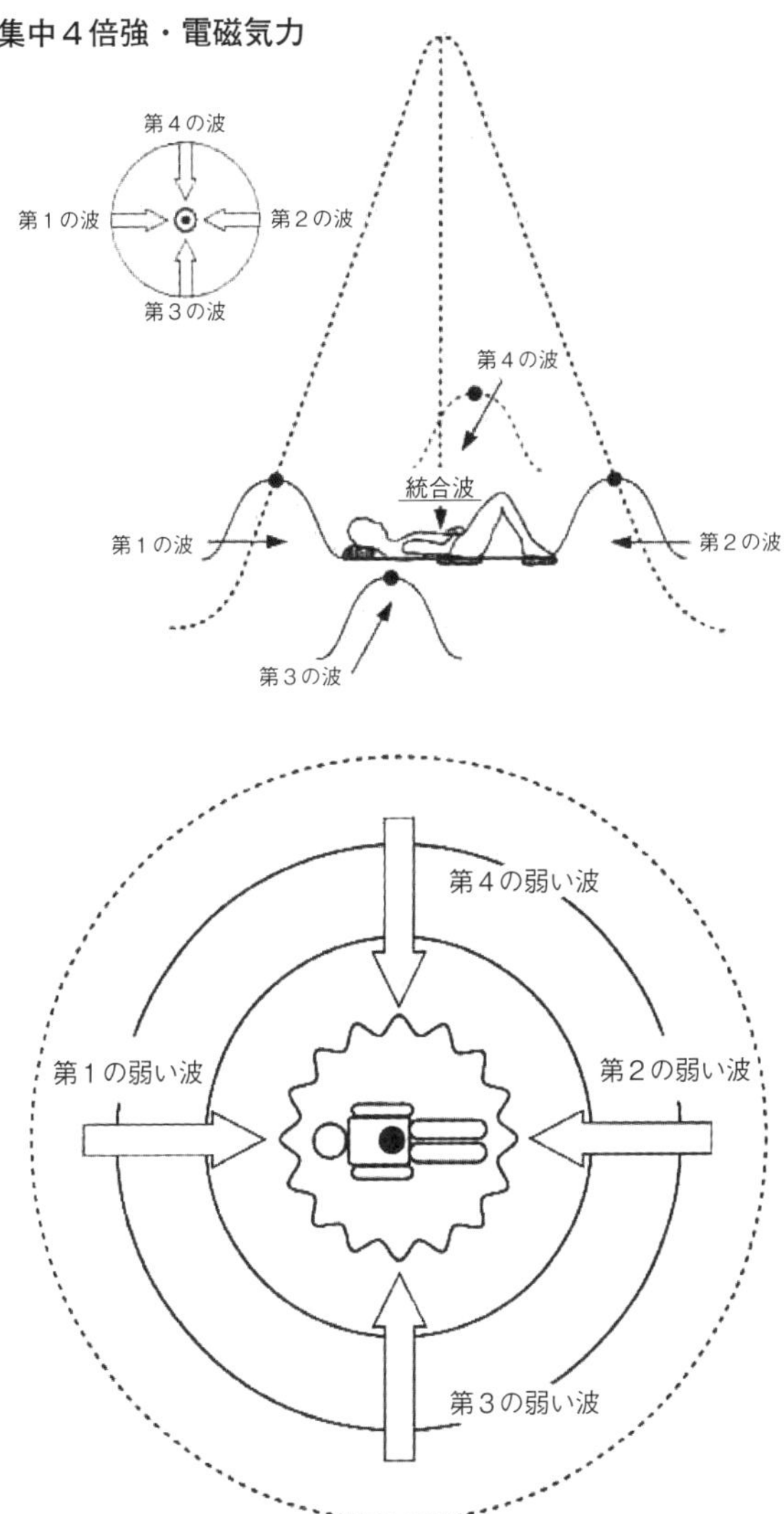
一点集中４倍強・電磁気力
第４の波
第１の波
第２の波
第３の波
第４の波
統合波
第１の波
第２の波
第３の波
第４の弱い波
第１の弱い波
第２の弱い波
第３の弱い波

一点集中・急所療法

弱い波の統合により、強力な一点集中の強い波が発生し、新しい治療技術を生み出した。（一点集中・急所療法）第１の波・第２の波・第３の波・第４の波は、弱い電磁波で、放射線やラジオ波の様に強くないので、ヒト生体細胞を損傷したり、副作用や医療ミスもない。

■29種類の癌

副腎皮質癌

（Adrenocortical cancer）

肛門癌

（Anal cancer）

胆管癌

（Biliary canal cancer）

膀胱癌

（Bladder cancer）

乳癌

（Breast cancer）

子宮頸癌

（Cervical cancer）

慢性リンパ球性白血病

（Chronic Lymphocytic Leukemia; CLL）

慢性骨髄性白血病

（Chronic Myelogenous Leukemia; CML）

大腸癌

（Colon cancer）

子宮内膜癌

（Endometrial cancer）

食道癌

（Esophageal cancer）

ユーイング腫瘍

（Ewing's cancer）

胆嚢癌

（Gall bladder cancer）

ホジキン病

（Hodgkin's disease）

下咽頭癌

（Hypopharyngeal cancer）

喉頭癌

（Laryngeal cancer）

口唇口腔癌

（Lip and Oral cancer）

肝臓癌

（Liver cancer）

非小細胞肺癌

（Lung cancer - non-small cell）

非ホジキンリンパ腫

（Lymphoma - Non-Hodgkin's）

黒色腫

（Melanoma）

中皮腫

（Mesothelioma）

多発性骨髄腫

（Multiple myeloma）

卵巣癌

（Ovarian cancer）

膵臓癌

（Pancreatic cancer）

前立腺癌

（Prostate cancer）

胃癌

（Stomach cancer）

睾丸癌

（Testicular cancer）

甲状腺癌

（Thyroid cancer）

■世界初の新しい原理

開頭手術をしないで頸動脈血を利用して脳腫瘍を完治させる

AWG（Arbitrary Waveform Generator）頸動脈療法

国際特許・超自然素粒子療法

原因・直接療法・速効性・無痛療法。
注射・投薬・手術等を必要としない。
副作用・後遺症・医療ミス皆無

対象患者

●脊髄小脳変性症　●脊椎管狭窄症
●脳腫瘍　●脳動脈瘤　●脳梗塞
●アルツハイマー　●認知症
●老人性認知症
●目・鼻・耳の各疾病
●口腔疾患　●後頭部神経痛
●ホルモン・内分泌異常　…他

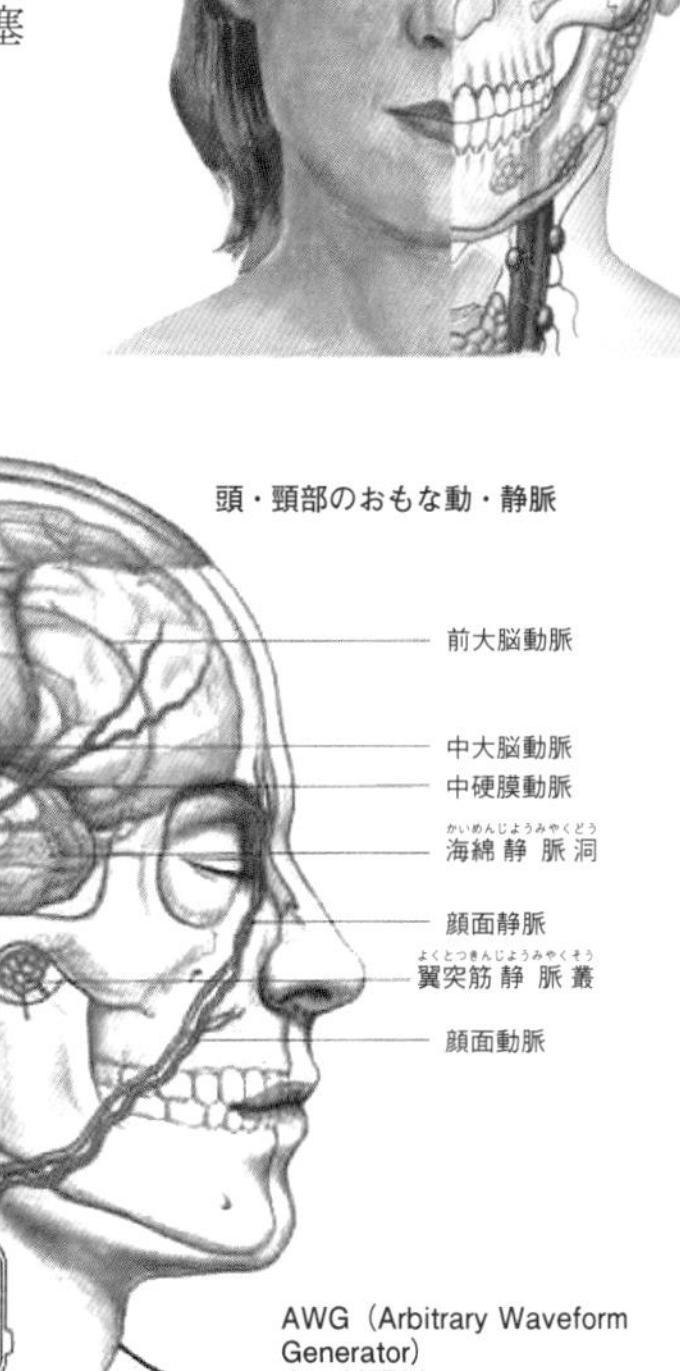
頭・頸部のおもな動・静脈
上矢状静脈洞
下矢状静脈洞
浅側頭静脈
浅側頭動脈
大大脳静脈
後大脳動脈
S状静脈洞
椎骨動脈
内頸動脈
外頸動脈
内頸静脈
外頸静脈
総頸動脈
前大脳動脈
中大脳動脈
中硬膜動脈
海綿静脈洞
顔面静脈
翼突筋静脈叢
顔面動脈
AWG（Arbitrary Waveform Generator）
左反対頸側⊖
（パッド貼付位置）
AWG（Arbitrary Waveform Generator）
右頸側⊕
（パッド貼付位置）
Atlas Human Body

脳動脈瘤や脳腫瘍を素粒子で破壊する

AWG (Arbitrary Waveform Generator) バプテスマ療法

バプテスマ療法原理
心臓一点・急所療法

マイナス電荷還元血流で全身疾病を完治させる

コード No. 参考例
●脳・中枢神経全般　0069（24分）
●知能向上　0180（24分）
●トラウマ・精神的外傷（ショック）　0316（27分）
●アルツハイマー病、老人性認知症　0030（36分）
●血漿リンパの浄化　0251（9分）
●ウイルス殺滅　0324（36分）
● EB ウイルス　0115（45分）
●組織細胞の回復　0311（39分）

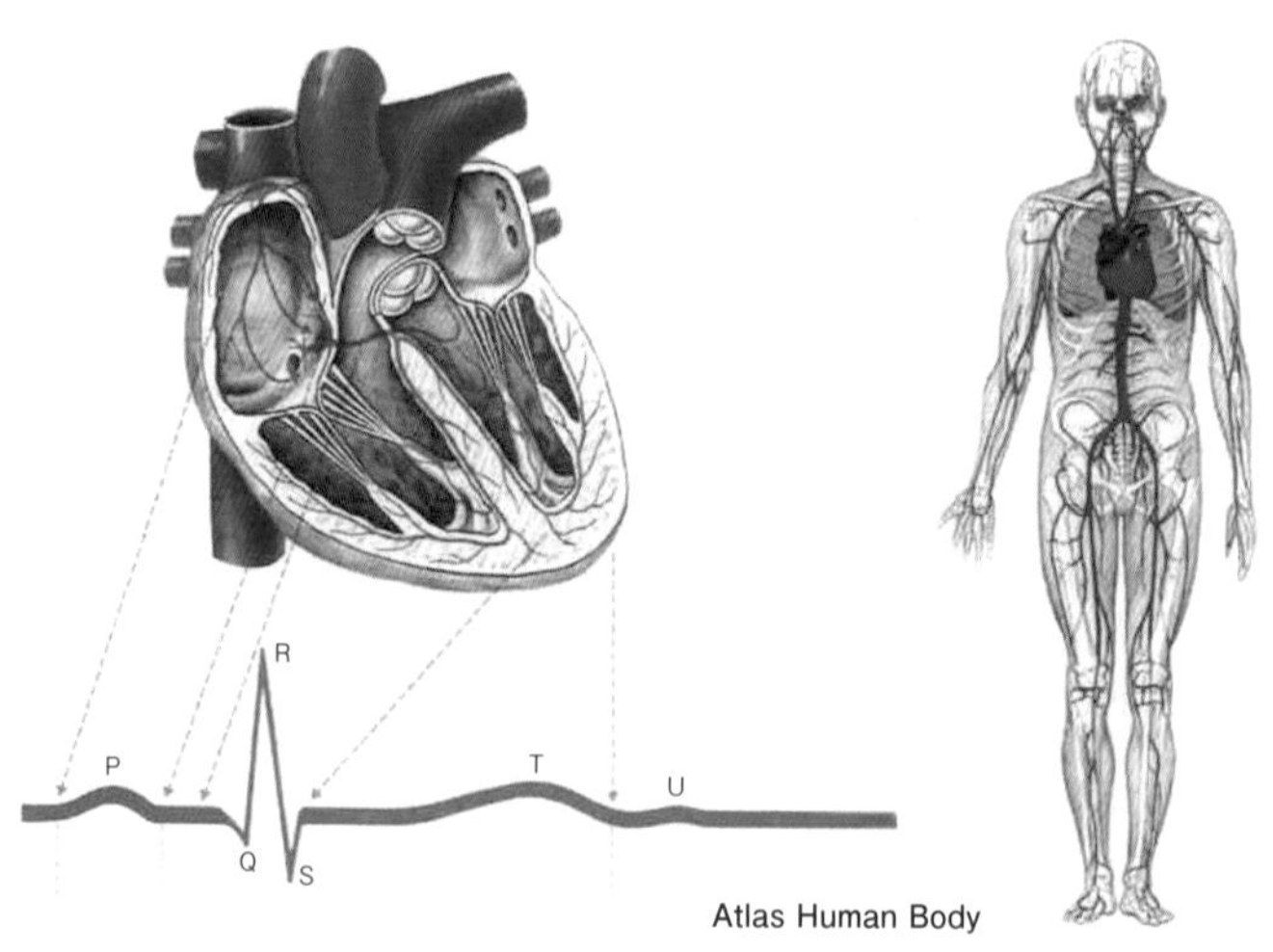
R
P
T
U
Q
S
Atlas Human Body

NEVER,NEVER,NEVER GIVE UP

The doctor of the future will give to medicine, but will interest his patients in the care of the human body,
in diet, and in cause and prevention of disease.
—— Thomas Edison（1847〜1931）

「将来、医師は投薬をせずに、人間の骨格構造・栄養・病気の原因と予防の研究で、患者を治療に導くだろう——。」

こんな言葉を、多くの家電製品を発明した「発明王」トーマス・エジソンが残しています。

医学博士でもない、いわば電気の専門家である彼が残した言葉は、実に暗示的だと思うのです。

何故なら、難病、慢性重篤な疾病、各種感染症などの完治を実現しているこのAWG（Arbitrary Waveform Generator）治療は、10mA、12.5Vという極微の電子の働きによるものだからです。

エジソンはひょっとしたら、この電子の偉大なる力に気が付いていたのかもしれません。

難病といえども、病気の原因はシンプルです。打つ手は残されているのです。あきらめたらそこで全てが終わってしまうかもしれないのです。

感染病を排除する新しい特許技術。

■スーパー電子ワクチンの特徴と作用

スーパー電子ワクチンは病原性を保持せず抗原性を有する理想的ワクチン

①小分子から形成される非生物ワクチンは、抗原性が弱いがスーパー電子との併用によって抗原性を強めることが出来る。

②スーパー電子により、段階的に短時間のうちに重積的にゆっくり微生物・抗原が破壊されて強免疫を得られる。

③免疫系がスーパー電子によってさらされる時間が持続すると免疫応答細胞から重積免疫・多重免疫が分泌される作用を有する。

④ヒト生体内の抗体を損なわず、生理的機能を保持する。

⑤細胞傷害性リンパ球を阻止する。

⑥高親和性免疫応答を誘導する。

⑦選択的に免疫系に介入する能力を有する。

⑧種々の抗原・微生物及び合成物、分泌物を含む内在的なものを破壊し、免疫を向上させる。

⑨細菌由来の多数の大きな分子をスーパー電子刺激することにより、異なる重複する多重免疫が誘導される。

⑩スーパー電子の作用によって誘導される抗体の保持力を高め、抗体を重合させ（抗体性を強める）同様部分に組織細胞の活性を促す。

⑪細胞内炎症は、局所的にサイトカイン産生を誘導する。スーパー電子の投射はマクロファージの反応を

補強し、T細胞活性化に必要な補助分子の発現量を増加させる。

⑫スーパー電子は、選択的にTh1やTh2に応答を誘導する様デザインされている。

⑬ウイルスに感染すると、CDNAが血球凝集素を筋肉内に産用し、ウイルスの蛋白質に特異的な抗原産生応答とCTL応答が導入される。このCDNA感染細胞をスーパー電子は切断破壊し抗体を誘導する。

⑭スーパー電子を用いたワクチンの開発は、製造コストの低価と貯蔵コスト等を低く押さえることができる。

⑮組換えDNA技術の使用方法は、特徴が明らかなワクシニア、ポリスサルモネラなどの感染物を使用するが、これらの病原体のゲノム中にDNAを挿入し、ホストに対し免疫原性を有する標的構造にDNAがコードするものを発現する方法（こうすることにより、ホストに認識される様に抗原が提示される）等、複雑な工程を経なければならない欠点がある。スーパー電子ワクチンは以上の様な複雑な手法の製造過

程を取る必要が全くない。

⑯スーパー電子ワクチンは、特異性（Th1と細胞傷害性Tリンパ球応答、弱毒化ワクチン）で観察された時の様に誘導出来、更に弱毒化ワクチンの様に感染症のあるものへの逆戻りの可能性はない。

⑰分子ウイルス学と細菌学の進歩により、ワクチン開発に利用出来る多くを人の新しい標的物が発見されている。ウイルスと細菌の病因に関する多くの最近の研究により、「感染体を防御する為に必要な免疫系の構成因子が同定」された。これに加えて電子・陽子などの素粒子物理の分野に於ける量子医学の研究により、電子によってこれら初期の目的を完全に達する方法が究明されて来た。スーパー電子による方法は、安全性・有効性・品質に対し優位である。

⑱ヘルペス・ウイルスD糖タンパク質（glyD）の様な感染症を引き起こす微生物の一部によって防御に必要なCTLを刺激する方法がある。これにより、glyDの固定されたペプチドをホストに注射すると、エピトープに対するCTL応答が生じ、改変性形生ワクチンを産生させ、これを用いてワクチンを製造

する方法があるが、スーパー電子ワクチンでは副作用なども含め、包括的に上記目的を達し、複雑な上記操作を行う必要のない簡便有効な優れた方法である。

⑲スーパー電子ワクチンは、サイトカインの優れた抗原提示細胞（APC）機能を刺激し、影響を与えAPCの機能を大幅に効率良くする。又、スーパー電子ワクチンはIFNYとIL－4（クラスII分子）の発現量を増し、抗体提示能を増強する。この様なエフェクターサイトカインは、ワクチン接種に於いて有用なアジュバントとして考えられる。なぜなら、Th1応答が結核菌に対してより好まれる応答であるのに、ポリオに対しては、Th2応答が好まれる。しかし、Th1とTh2に免疫が片寄ることがあるが、スーパー電子ワクチンは、これらTh1とTh2の応答に適確に応答し抗体誘導する優れた二面性を持っている。

■電子（素粒子）運動応用技術による治療

世界 No.1のマイナス電荷帯電極小体

電子内部構造

AWG（Arbitrary Waveform Generator）（世界特許・医術）が使用しているエレクトロニクス発射装置は素粒子レプトンスーパー電子を使用し、生体細胞を傷つけない。安全性・有効性・品質を厚生労働省で公認された機器です。安心してご使用下さい。

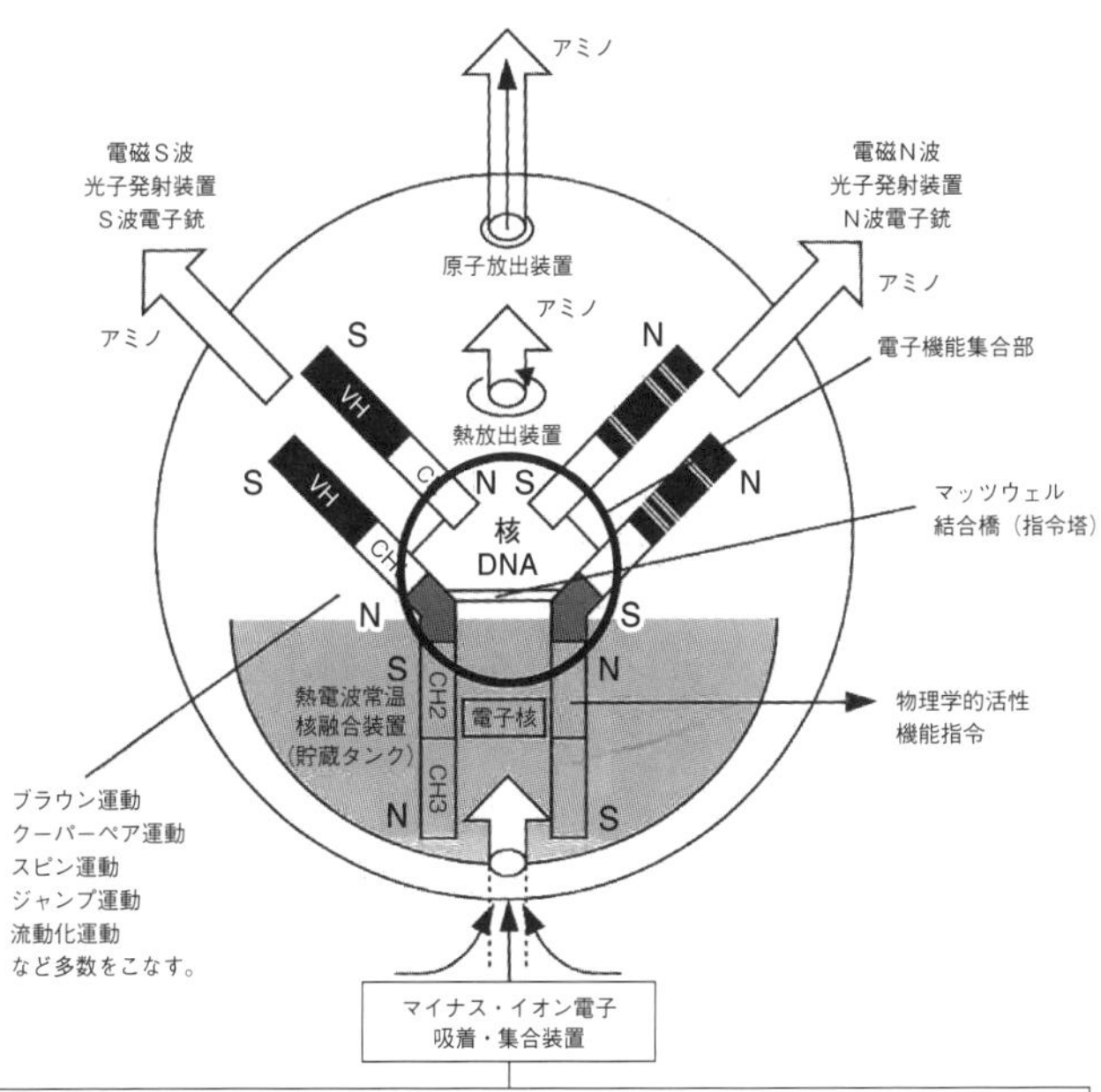

アミノ
電磁S波
光子発射装置
S波電子銃
電磁N波
光子発射装置
N波電子銃
原子放出装置
アミノ
アミノ
アミノ
電子機能集合部
熱放出装置
S
S
VH
VH
N
N
N S
核
DNA
マッツウェル
結合橋（指令塔）
N
S
S
N
熱電波常温
核融合装置
（貯蔵タンク）
CH2
CH3
電子核
物理学的活性
機能指令
N
S
ブラウン運動
クーパーペア運動
スピン運動
ジャンプ運動
流動化運動
など多数をこなす。
マイナス・イオン電子
吸着・集合装置

AWG（Arbitrary Waveform Generator）電子はレプトンの仲間、素粒子の中で最小の物体。10^{-12}ミクロンである。生体内で数々の精巧な極微の運動を行う。

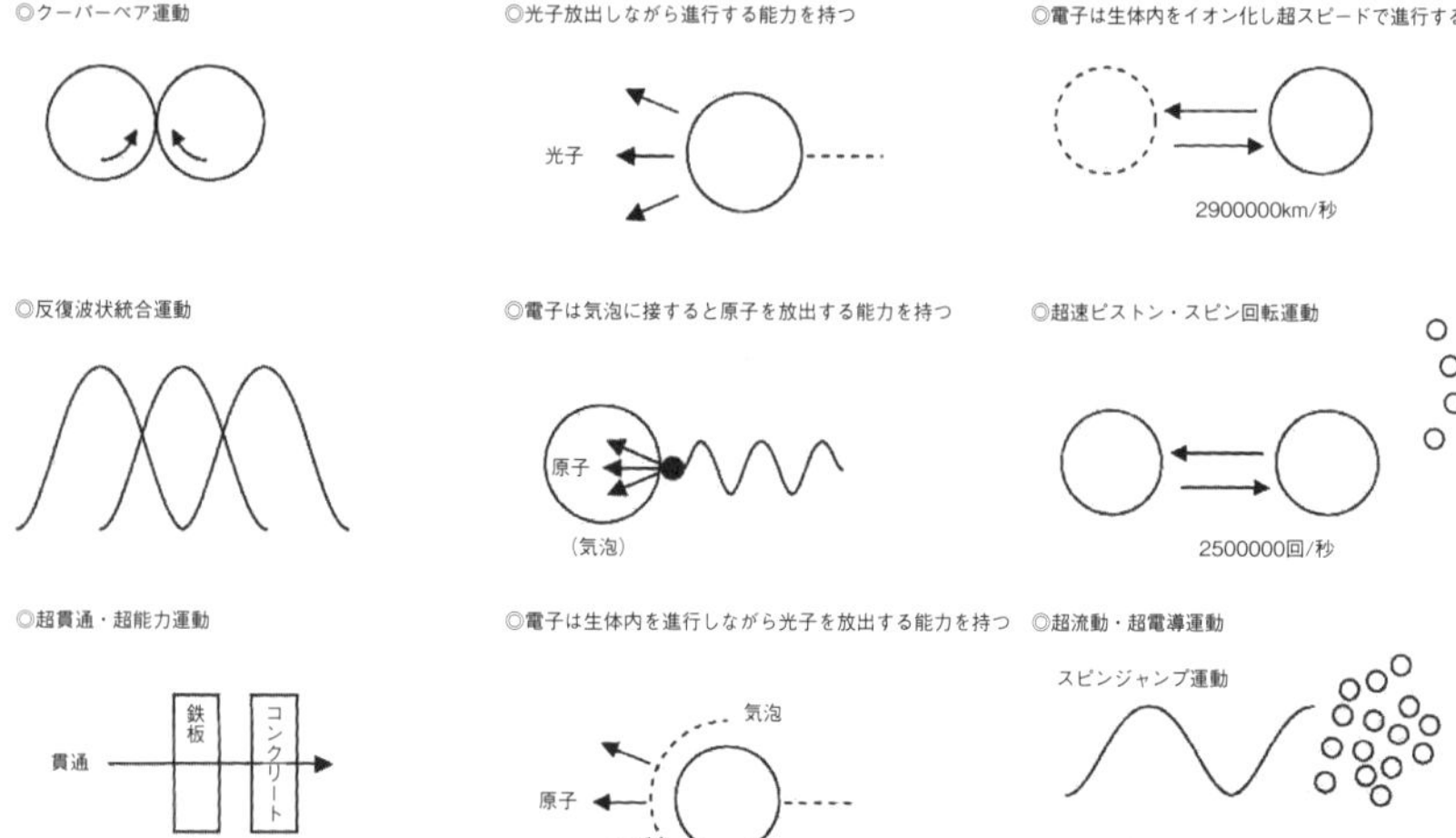
◎クーパーペア運動
◎光子放出しながら進行する能力を持つ
光子
◎電子は生体内をイオン化し超スピードで進行する
2900000km/秒
◎反復波状統合運動
◎電子は気泡に接すると原子を放出する能力を持つ
原子
（気泡）
◎超速ピストン・スピン回転運動
2500000回/秒
◎超貫通・超能力運動
貫通
鉄板
コンクリート
◎電子は生体内を進行しながら光子を放出する能力を持つ
気泡
原子
秒速30万km
◎超流動・超電導運動
スピンジャンプ運動
ジャンプ・スピンクーパーペア運動を繰り返し
流動化して進行する

■電子は熱を放出する

電子は原子核の軌道を上段軌道と下段軌道の間に電子を充電したり放熱放電したりして飛び交う。

■46種類の難病

ベーチェット病
多発性硬化症
重症筋無力症
全身性エリテマトーデス
スモン
再生不良性貧血
サルコイドーシス
筋萎縮性側索硬化症
強皮症
皮膚筋炎・多発性筋炎
特発性血小板減少性紫斑病
結節性動脈周囲炎
潰瘍性大腸炎
大動脈炎症候群
ビュルガー病
天疱瘡
脊髄小脳変性症
クローン病
難治性肝炎のうち劇症肝炎
悪性関節リウマチ
パーキンソン病
原発性アミロイドーシス
後縦靭帯骨化症
ハンチントン舞踏病
ウィリス動脈輪閉塞症
ウェゲナー肉芽腫症

突発性拡張型（うっ血型）心筋症
シャイドレーガー症候群
表皮水疱症接合部型及び栄養障害型
膿疱性乾癬
広範脊柱管狭窄症
原発性胆汁性肝硬変
重症急性膵炎
特発性大腿骨頭壊死症
混合性結合組織病
原発性免疫不全症候群
特発性間質性肺炎
網膜色素変性症
クロイツフェルト・ヤコブ病
原発性肺高血圧症
神経繊維腫症
亜急性硬化性全脳炎
バッド・キアリ症候群
特発性慢性肺血栓塞栓症（肺高血圧型）
ファブリー（Fabry）病
副腎白質ジストロフィー

The Story of Dr.Matsuura, The Story of AWG (Arbitrary Waveform Generator)

「学者」である前に「人間」であり続けた Dr. 松浦ストーリー。

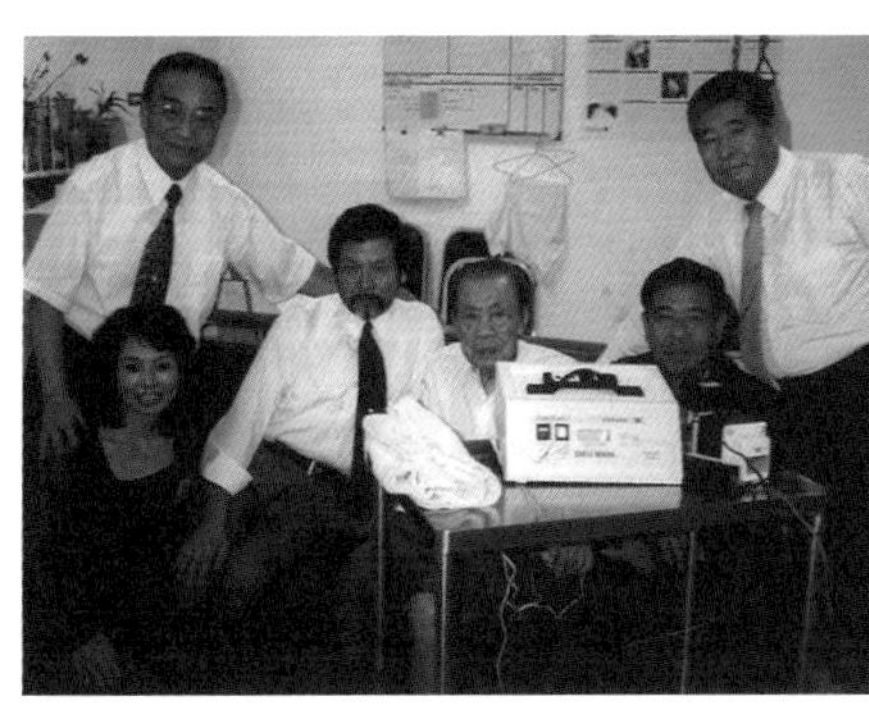

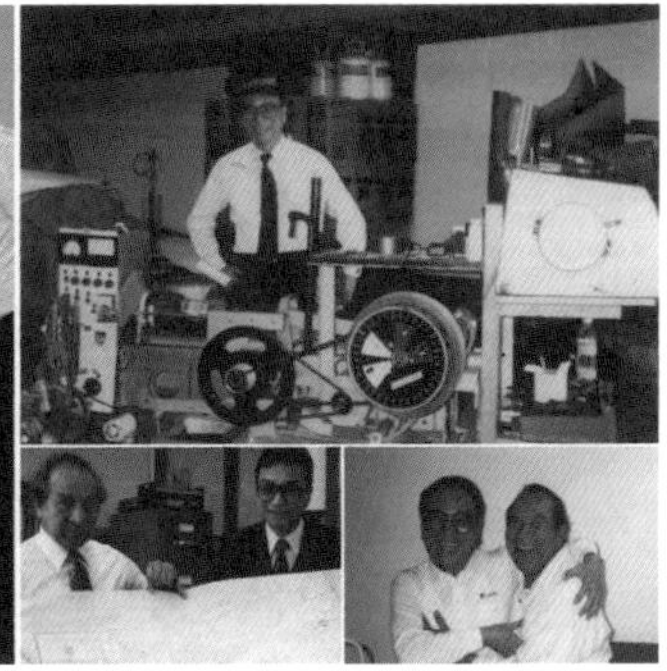

AWG（Arbitrary Waveform Generator）療法開発への道のり

■はじめに。AWG（Arbitrary Waveform Generator）療法を知って。

とりわけ、その一節は衝撃的であった。書名は「抗ガン剤で殺される」（船瀬俊介著・花伝社刊）。著者が厚生労働省の担当官へのインタビューのあらましを読んだと

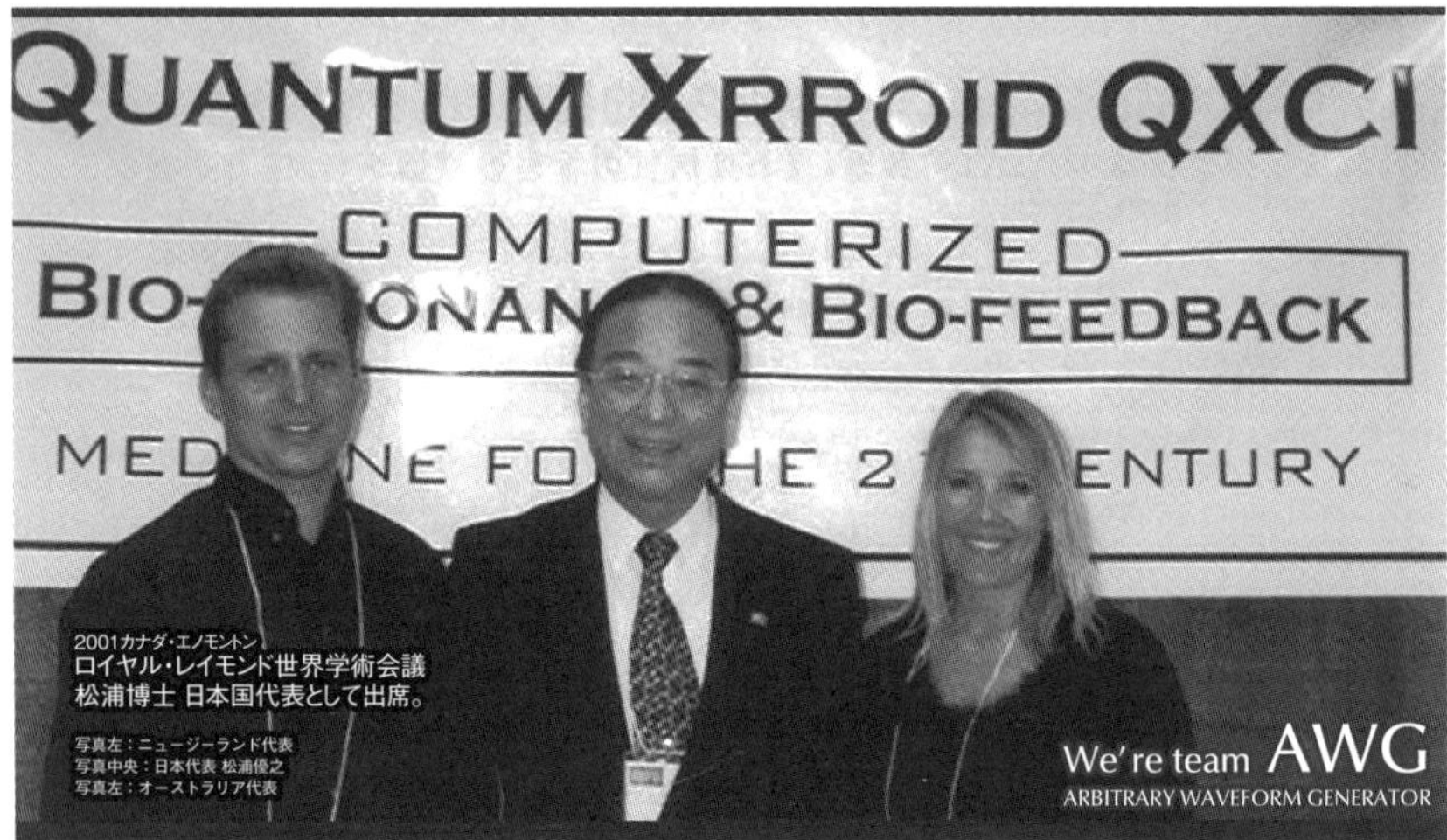
QUANTUM XRROID QXCI
COMPUTERIZED
& BIO-FEEDBACK
We're team AWG
ARBITRARY WAVEFORM GENERATOR

2001カナダ・エノモントン
ロイヤル・レイモンド世界学術会議
松浦博士 日本国代表として出席。

写真左：ニュージーランド代表
写真中央：日本代表 松浦優之
写真左：オーストラリア代表

き、やるせない悲しさと憤りを抑えることはできなかった。行政責任を問う著者の追及の前に、担当官は暗黙のうちに抗ガン剤の猛毒性・発ガン性・無力性を認めて、こういうひとことまで発しているのである。

「抗ガン剤でガンが治るということは、たぶんほとんど無い」。

日本人の三人にひとりはガンで死んでいるのだという。家族や親戚、さらに親しい知りあいを含めれば、だれもが身辺の親しい者をガンで亡くしていることになる。年配のひとなら闘病中の患者を見舞った体験もおありなはずで、抗ガン剤による闘病がどれほど辛いものか、あらためていうまでもないだろう。そして、そのうちの多く

のかたは病床の患者に向かい、それもこれももう一度元気になるためだ、辛いだろうが頑張れ、などと励ましの言葉を送った方も少なくないはずだ。しかし、抗ガン剤否定論者からすれば、それは毒薬が投与される場面を静観したまま、救いを差し伸べる患者の手を払いのけたことになる。彼らはガンと闘っていたのではなく、抗ガン剤に命を削られる苦痛と闘っていたのだ——。

かくしてガン治療の現状に関心を抱き、すこし探ってみようと動きだした矢先、患者の免疫力を高める方向でガン克服の道を切り拓いた松浦優之博士の存在と、博士が25年かけてたどり着いたAWG（Arbitrary Waveform Generator）療法について知った。深く知っていくほどに、なぜ博士のこと、AWG（Arbitrary Waveform Generator）療法のことが、ガン治療の表舞台に登場していないのかと不思議に思った。この分野の歴史を、ほんのすこし追いかけてみただけで、研究との闘い、社会との闘いがあったことがうかがえた。先人たちの革命的な理論には、なによりもガンをはじめとする難病から、たくさんのひとたちを生還させたという実績があることも知った。

いつか自分や身近な者がガンに侵されたとき、どう立ち向かうかの知識とするためにも、このAWG（Arbitrary Waveform Generator）療法へとたどり着いた開発の歴史をたどってみたいと考えた。

■AWG（Arbitrary Waveform Generator）療法以前。時代の先駆者たち。

血液の中には細胞よりも小さな、なんらかの微小体が存在しており、これが人間および動物の病気と深くかかわっているのではないか――。こういった提唱は19世紀にさかのぼって認められる。パスツールの宿敵であったアントワール・ペシャンは、発酵している溶液の中に無数の小体（小発酵体）を発見、これをウイルスや細菌、真菌の発達したものではないかと考えた。オーストリアの思想家ルドルフ・シュタイナーは、悪性腫瘍は身体の全体的な病気であるとして、健康のカギを握るのは全身に流れる血流やリンパ液などの体液ではないかと訴えた。

これらの提唱は、やがて視認・実証というかたちで証明されることになる。1916年、血液中に小さな生命体を発見したドイツのギュンター・エンダーソン。あるいは３万倍以上の拡大能力を持つ顕微鏡を開発して、生体や血液中に微小な有機体を発見したアメリカのロイアル・レイモンド・ライフと、そのパートナーであったジョン・クレインなどが挙げられている。

ライフは、特定の周波数の電磁波を照射することで病原菌を即座に殺せると提言して、実際にガン・結核・腸チフス・ハンセン病などでその効果を証明してみせた。

フランスのジョルジュ・ラコフスキーも同様の効果を確認した。それ以前、医学及び生理学部門でノーベル賞を受賞したハンガリーのアルバート・セント・ジオルジが、生命の秘密は最終的には電子もしくは電気を帯びたその他の素粒子のレベルで発見されるだろうと説いていたが、この提言をライフは顕微鏡で視認することで実証してみせたのである。

またわが国においては、定説とされる骨髄造血説に疑問を呈し、健康と病気のシステムを明快に解析して、世界の権威ある学者から賛同と支持を得た千島喜久雄博士を輩出している。千島博士は、バクテリアやウイルスの自然発生を唱えた。

そして、これらの学説をより明快に具体的に裏づけるかたちで、ガストン・ネサンが登場する。

■いずれAWG（Arbitrary Waveform Generator）療法へと。ネサンのソマチット理論と実績。

ガストン・ネサンは1924年フランス生まれ。生物学者、医師、顕微鏡研究者。生体を生きたまま鮮明に観察できる高性能の顕微鏡「ソマトスコープ」を開発したことで、ネサンは血液の中に、細胞よりもはるかに小さい生命体が存在することを確認した。ネサンはこれを「ソマチット」（小体）と名づけて観察を続けるうち、決定的な発見

に至った。ソマチットは、みずからの状態に応じていくつかの段階に変化する。健康であれば3つの段階（ソマチット・胞子・二重胞子）に変化するだけだが、対象の生体に異常が生じると、ソマチットは上記の3段階から飛びだして新たに異常領域の13段階へと変容していくというのだ。ネサンは全16のプロセスをすべてつきとめて、ソマチットの形態を見ればその人にどんな疾患が生じているかがわかるようになった。つまり、ガン患者のソマチットは常にある特定の形態を示している。そればかりか、疾患の発生を18カ月前に予知・予測することを可能にしたというのだ。

ネサンはこの研究成果を基盤に、ソマチットを健康な元の状態に戻すための薬剤として、クスノキの樹液から採取した天然カンファー（樟脳）を原料に開発。「714—X」と名づけられたこの免疫強化剤は、大勢の末期ガン患者やエイズ患者に使われて、その完治率は75％ともいわれた。

■電子照射機 AWG（Arbitrary Waveform Generator）誕生。

「無害だった細菌がときとして致死性の病原菌に変化することがある。その病原菌は特定の周波数の光（電磁波）で即座に殺すことができる」。ロイアル・レイモンド・ラ

イフはこの理念を実証するかたちで、1934年には16人のガン患者を全員完治させ、その成果が世界で最も権威ある学術雑誌「サイエンス」や世界中の研究者を対象とした総合学術雑誌「ネーチャー」に掲載された。松浦優之はライフの試みと研究成果をさらに発展させて、完治へと導く、より精度の高い絶対的な周波数を求めて研究に没頭した。国内外の医師、細菌学者、分子生物学者が松浦の研究を後押しした。そして、周波数と生命活動における研究を続けて25年の歳月を数え、10,000種の周波数の中から、生命体に画期的な作用をもたらす69種類の周波数を特定することに成功した。

松浦は浜松で「健康クラブ」を結成。その効果を確認するために開発し、約3,000人の協力者（会員）に使ってもらったのが電子照射機「AWG（Arbitrary Waveform Generator）であった。「健康クラブ」の会員の中に余命一週間と宣告された末期ガンの患者がいた。ところがAWG（Arbitrary Waveform Generator）を使って一週間後、彼は米屋の仕事に復帰していた。こういった事実が人々の口の端にのぼり、海外各国からもガン患者が訪れて、会員はどんどん膨れていった。そのとき、無料でAWG（Arbitrary Waveform Generator）を貸し与えていたが、患者である会員のほうから、せめて実費に相当する3,000円くらいはカンパしようではないか、ということになって、

穴を開けた段ボール箱が部屋の一角に置かれることになったそうだ。かくして5,000人以上ものガンなど難病の患者を救うことになり、松浦は厚生労働省に医療治療機の申請をだし、世界138カ国に特許申請した。

ところが1998年９月、松浦は医師法違反と薬事法違反の容疑をかけられる。300台近くのAWG（Arbitrary Waveform Generator）と膨大な実験データや資料をすべて押収された。そのうち250台のAWG（Arbitrary Waveform Generator）はチェルノブイリの原発事故で白血病に苦しむカザフスタンに送る予定になっていた。押収されたものはみな焼却廃棄処分にされた。

その後、国立浜松医科大学や富山医科薬科大学、韓国ハンソ大学付属病院など国内外の大学の研究機関で試験された結果、その確かな有効性が立証され、厚労省認可の医療機器として認可された。同時に、アメリカ、カナダ、EU、ロシア、中国、韓国、香港など12カ国で特許を取得した。

■AWG（Arbitrary Waveform Generator）は免疫力と自然治癒力を高める。

松浦の到達した治療技術と、その結晶となって開発された電子照射機AWG（Arbitrary Waveform Generator）には、ガストン・ネサンのソマチット理論がベースにある。

要約すれば、松浦の確認したことは以下のようなしだいだ。

・ヒトの生体内には100兆個ほどのソマチットがあり、生体内の微小コンデンサーとして働いている。

・ソマチットは16個の触手（電子受容体）を伸ばして絶えず電子を要求している。そのソマチットは人体内環境に異変が起きるとさまざまな形に変化していく。

・ソマチットの餌は電子である。AWG（Arbitrary Waveform Generator）で特定の周波数の電磁波を照射すると、すべてのソマチットが健康状態の形に戻る。

AWG（Arbitrary Waveform Generator）の実効性について語ればかぎりないが、たとえば大腸ガンに侵されたロス在住の国際弁護士ヘンリー・コウダ氏。氏はどの病院からも手術は不可能、余命1カ月と宣告され、そこで松浦のことを知って浜松を訪れた。そして2カ月後、帰国したアメリカの病院で完治していることが診断された。

これについて松浦はこう語る。

「特定の周波数を持つマイナスイオンの電子波動を照射すると、ガン細胞が破壊的な共振作用を引き起こして自滅する。マイナスイオンの電子波動によって病的細胞が次々と破壊されていくことによって、免疫力が一気に高まり、そこから自然治癒力が働き始めます。ですから、病的な症状から回復させるのは、あくまでもそのひと自身が持つ自然治癒力。AWG（Arbitrary Waveform

Generator）はその治癒力の威力が発揮されるための条件を作りだすにすぎません」

現代医学では抗ガン剤や放射線で病んだ細胞を殺そうとするが、それでは人体の免疫力にダメージを与えてしまう。しかしながらAWG（Arbitrary Waveform Generator）では、マイナスイオン電子波動を作用させることでガン細胞を自滅・自壊へと導き、患者本人の免疫力を高めて、ガンと免疫力の力関係を一気に逆転させてしまう。

■革命的な学説が封印された理由と真実を求めて。

ソマチットを発見したガストン・ネサンの研究は当然ノーベル賞に値する。ソマチット自体も暗視野顕微鏡を使えば簡単に確認できるが、しかし医学会はこれを無視、黙殺を続けてきた。それどころか、ネサンは理論だけにとどまらず、画期的な治療法を開発して成功事例を増やしていった。これに対して、彼の母国のフランス医学会は牙を剝いた。不当な理由で２度にわたって法廷に呼びだされ、罰金、研究室の閉鎖、器具類も没収された。はてはコルシカ島に移らざるをえなくなった。ところがコルシカ移住からほんの１週間も過ぎた頃、何百人もの患者が追いかけるようにしてネサンのもとに集まってきた。

ふたたびフランスの医師会は怒りをあらわにして取り調べ裁判を開始。これを察してネサンはカナダへ飛び立つが、その手助けをしたのがフランス最高警察機関の高官であった。高官の妻は病院で余命1週間と宣告された末期のガンに侵されたが、ネサンによって命を救われていたのである。カナダでは、ネサンはスチュアート財団の支援を得て研究を続けることができた。だが、ここでもやがて医師会の圧力が彼に襲いかかる。1989年、巧妙なワナにかかってついに逮捕され、歴史に残る「ガストン・ネサン裁判」の開始となる。審問がおこなわれた日、裁判所の玄関に100人以上のデモ隊が集まり、連行されるネサンに喝采を送った。デモへの参加者はネサンによってガンなどの難病から救われたひとたちで、世界中から集まった彼らは記者会見を開き、ネサンに救われた体験を語って、彼の正義を訴えた。ネサンを支援する電話が殺到し、法廷でもネサンを擁護する証言があいついだ。彼によって奇跡的に命を救われたひとたちが、今度はネサンの真実を伝えることで、彼の無罪を勝ち取ったのである。

こうした圧力を受けた研究者はひとりネサンにかぎらなかった。独自に開発した顕微鏡で血液の中に微小な有機体を発見したロイアル・レイモンド・ライフは研究活動を脅かされ、地下に潜っている。そのパートナーのジョン・クレインは投獄され、資料類や記録は消えて、顕

微鏡は破壊された。松浦優之も警察の捜索を受け、積み重ねてきた貴重な研究成果と、白血病に苦しむひとたちのためにカザフスタンへ輸送の予定であったものも含め、電子照射機AWG（Arbitrary Waveform Generator）300台近くが押収され、ふたたび松浦のもとに戻ってくることはなかった。

しかし、それにしても、ガン治療はあいかわらず「切る・殺す・焼く」に終始している。ガストン・ネサンという名前も、ソマチットという微小な生命体のことも、また「714—X」という画期的な薬剤、そしてこの薬剤が大勢のひとたちを完治させたという話も……。そして今日、会員5,000名を数えるAWG（Arbitrary Waveform Generator）療養が一般のひとたちのもとに届いてこないのは封殺されているからだ。

AWG（Arbitrary Waveform Generator）を知るほどに、その理由を考えることのない時代がやがて到来するだろう、到来しなければならないと思うのだ。

参考文献

『「ガン呪縛」を解く』稲田芳弘著・Eco・クリエイティブ発行

history

医学博士　松浦優之
VMD, OMD, HSD, CMD, Ph.D.

1936年　日本国静岡県島田市に生まれる。

1959年　麻布獣医科大学　獣医学部卒業。
カナダゲルフ獣医科大学留学。

1975年　当時世界最大のバイオテクノロジー会社、シーメックス・カナダ社・受精卵移植・クローン技術会社のモダンオバトランスプラント社・OLD-CROFT 社にて最先端クローン生産技術修得。

1978年　シーメックス・カナダ社　極東エージェント（総責任者）に就任。
シーメックスジャパン設立。

WESTERN ONTARIO ブリーディングサービス
ABC ブリーディングサービス
ブリティッシュコロンビア ブリーディングサービス
UNITED ブリーディングサービス
N・B・C・A ブリーディングサービス
WESTERN ブリーディングサービス
N・S・A ブリーディングサービス
QUWBEC ブリーディングサービス
EASTERN ブリーディングサービス
以上９社の世界的なバイオテクノロジー会社と、精子・卵子・凍結精子・クローン技術・生体細胞永久保存技術等について技術提携。
韓国・朴大統領の要請によって忠清南道において上記技術応用。

現在、多数の特許開発を行い、波動治療器 AWG（Arbitrary Waveform Generator）（生体内からスーパーエレクトロンを体内に投射しウィルス［SARS、HIV、癌、インフルエンザ、炭疽等］及び細菌・真菌・寄生虫の殺滅や遺伝子疾病・カルシウムパラドクスの治療など、400種類の疾病に有効）の研究開発に専念している。
○ AWG（Arbitrary Waveform Generator）世界特許世界138ヶ国特許出願
　米国・中国・ロシア・EA 等12ヶ国特許取得

略歴
GLOBAL PEACE 大学　名誉教授
HANSEO 大学　名誉教授
EIBUN 教育財団　名誉理事
USA ハワイホノルル大学　名誉医学博士
IOU 世界平和賞受賞

現在に至る

AWG（Arbitrary Waveform Generator）。その原理。——コペルニクス的発想の転換が世界を救う。

病気が完治出来ないのは何故か。
それは病気の本当の原因がわからないから。

■ウィルスの猛威。

現代医学の粋を集めて研究開発されてきた抗生物質の治療が、ウィルスの耐性化によって、その効果がなくなり、世界中に「ウィルス・バクテリア」「スーパー病原菌」が蔓延し、猛威をふるい始めています。世界30ヵ国37ヶ所の医学研究所で、ウィルス・バクテリアについて疫学的研究を行っていますが、完全に制圧したと伝えられた腸チフスも、46%が抗生物質に対する耐性ができ、今では医師も手がつけられない状態です。簡単な治療効果で完治していたはずの淋病、赤痢も、抗生物質の耐性菌が猛烈な勢いで増殖し、コレラ菌に至っては、実に90%以上が耐性を持ったものだと言われています。WHO（世界保健機関）は「21世紀は人類とウィルスの戦いになる」と宣言して

います。

■抗生物質に代わる新しい方法。

医学に携わる科学者・薬学者・生物学者・細菌学者たちは、ウィルスを殺滅するために、この100年間、血と汗の戦いを反復してきました。しかし今、人類はどんな薬剤を開発してもウィルス・バクテリアの反復する執拗な挑戦的耐性化に勝てないことを悟ったのです。今まで自然科学の一つである物理学の分野は、医学の分野では重要視されず、役立つものとしては受け取られてきませんでした。しかし、私どもは自然界に存在する物で、人体細胞組織を傷つけない全く新しい手だてによって、この問題を解決しようと考えました。そして人類が巨額の費用を掛けて戦い続けてきた、ウィルスと人類との戦闘に終止符を打つための偉大なる力が、エレクトロン（電子）の中に秘められていることを発見したのです。これは物理学の理論に基づき、生体組織細胞を傷つけずにウィルスだけを殺滅するまったく新しい治療方法なのです。

■エレクトロニクスでウィルスを殺滅する。

人体細胞は原子核と電子からできていますが、特に電子は一番取り出しやすい究極の素粒子です。そして

この電子こそ人類に最大の貢献をなす偉大な究極の素粒子だと考えたのです。私どもは量子理論の物理的方法により、エレクトロン（電子）をコントロールしてウィルスの膠質膜（クリスタルゴブレット）をたたき、命中確率の高いウィルス殺菌方法を研究開発してきました。これは耐性菌を絶対に作らない、作らせない、新しい素粒子による殺菌法なのです。この方法は、薬物を使用した従来の殺菌法に比べて、自然界の奥深さと不思議さ、力強さを感じさせる、生体に優しい理想的ウィルス・バクテリアの殺滅殺菌方法なのです。

■癌を完治させるための研究。

人体には60兆個から100兆個のソマチットという微小コンデンサー（充電器）が存在し、このソマチットは電子をエサとし、16個の触手を伸ばして電子を要求しています。このソマチットが完全充電している時は、細胞はウィルスやバクテリア等のいかなる疫病にも絶対に犯されないと言われています。ソマチットの３個の触手から電子が失われると、ウィルスが細胞内に侵入して感染が起こり、16個の触手から電子が100％奪われると細胞が死滅すると言われています。このソマチット充電率が体内の生体電流をコントロールしているのです。この生体電流によって脳幹からヒト生

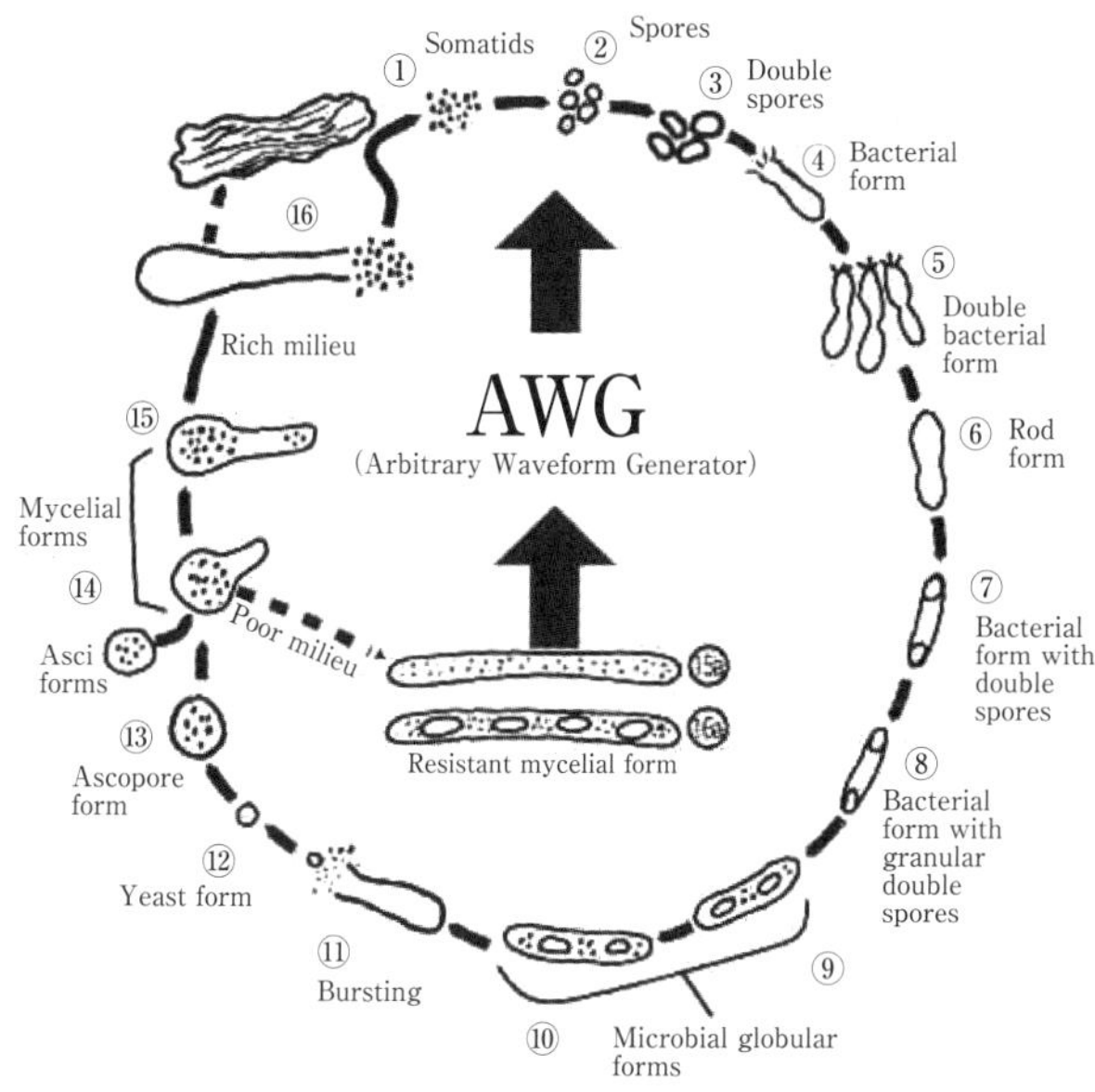

Somatids
Spores
Double spores
Bacterial form
Double bacterial form
Rod form
Bacterial form with double spores
Bacterial form with granular double spores
Microbial globular forms
Bursting
Yeast form
Ascopore form
Asci forms
Mycelial forms
Rich milieu
Poor milieu
Resistant mycelial form
AWG
(Arbitrary Waveform Generator)

体の生理的作用の全指令が全身に指揮されています。脳波・心電図・筋電図などの測定はこの生体電流を原理に取り込んで診断装置として設計したものです。ドライブしていて、子供が急に道路に飛び出し「あぶない」と足がブレーキペダルを踏む反射運動や、虫が目の中に飛び込む瞬時のまぶたの閉鎖運動や、高速でボールが飛んできたとき瞬時によけられる高速反射運動や、ジョギング時に心臓と呼吸が連動して働く副交感神経等のさまざまな働きが生体電流によって発生する現象です。この正常な生体電流に異常が発生し、生理

作用が狂い始めると、生体内には種々のトラブルが発生し、生理作用が狂い、疾病の発生源となります。AWG（Arbitrary Waveform Generator）はこれらヒト生体内に発生した異常な生体電流をシンクロさせたり、共振・共鳴させたりして超物理的・量子作用によって異常細胞を矯正し、正常な生理作用に引き戻す働きをします。また、この量子の医学療法によって脳幹を刺激し、α波の分泌、組織細胞の活性、免疫の向上、βエンドロフィン（脳内ホルモン）・オキシトシンホルモン・セロトニン・メラトニン・ドーパミン等の分泌液を促して生理作用を円滑にして完全なる健康を呼び戻す作用をします。

AWG（Arbitrary Waveform Generator）は上記生体電子の波動をベースに開発した治療器で安全性・有効性・品質等のクオリティ世界一を目指して開発された世界初の特許製品です。日本国厚生労働省から医療機器として認可され、現在世界21ヶ国、100万人以上の人々が治療を行い、臨床医師から癌腫・肉腫・膠原病・重症筋無力症・劇症肝炎・膿瘍・動脈瘤・リウマチ・糖尿病・トラウマ等の治療困難な病気の方々にも顕著な結果が報告されています。末永く安心してご使用下さいますようお願い申し上げます。

■AWG（Arbitrary Waveform Generator）電子とソマチット

ソマチットは電子をエサとして活動する生体内有機体である。このソマチットは各人とも、指紋のごとく異なり、５万レグの放射線を浴びても死滅せず、人が死に火葬場で焼かれても灰の中で生き続け、土葬しても身体が朽ち果てても、何億年も土の中で存在する。今までの医学では、人体の最小単位は単細胞と言われて

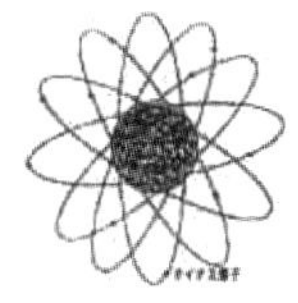

イオン化したマイナス電子は体内に侵入したウィルス・バクテリア・真菌・寄生虫のコアを破壊しこれを殺滅する。
損傷DNA・RNA一鎖二鎖をアポトーシス（細胞死）させる。
また、カルシウム・パラドクスによって骨（骨粗鬆症）から抜け出たカルシウムの代謝蓄積物を破壊し体外へ排出する働きを有する。

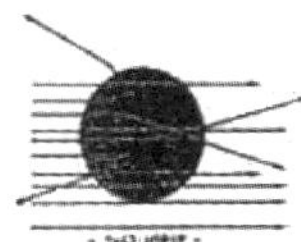

電子がウィルス・バクテリアを攻撃している模式図。電子はウィルス・バクテリアのおよそ100万分の１以下で、世界で最も強力なマイナス・イオン帯電粒子です。

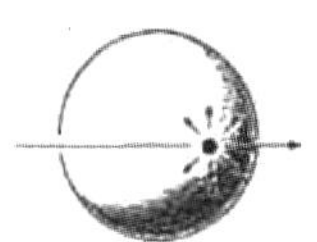

電子は細胞・血球中に潜む世界最小のウィルスであるHIVまで30万kmのスピードで衝突し、これを破壊する、また決して耐性菌を作らせない

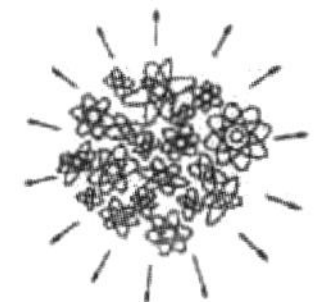

AWG（Arbitrary Waveform Generator）電子は毎秒625万兆個の電子を生体内に発射し、治療磁場と不感磁場の間を毎秒120万回キャッチボールするように設計されています。驚くことに、この電子は横の移動のみではなく、縦の運動を毎秒１万回行い、ヒト生体内の全ての病的因子（プラスイオン帯電タンパク粒子及び過酸化乳酸カルシウム）等を破壊し、体外に排出する。また、この電子は脳幹を刺激し各種ホルモンの分泌や免疫向上、血漿リンパの浄化、組織細胞の活性・甦生等に寄与することが判明している。

きたが、ソマチットは更に小さい生物である。病気になると、ソマチットは病気の種類によって種々な形態変化をするが、AWG（Arbitrary Waveform Generator）を作用させるとソマチットはすべて、正常で健康な状態の活動・運動を活発に行うようになる。

AWG（Arbitrary Waveform Generator）の電子は、生体内100兆個のソマチット（細胞内・微小コンデンサー）の受容体を充電させ、累積して効果を持続し、自然治癒力を高めます。注射をしない・投薬しない・手術もしない、今までにないまったく新しい世界特許技術です。

■松浦博士がつきとめた全疾患の三大要因

下記に示す疾病の三大原因は松浦博士らが突きとめた疾病の分類であり、これらはすべてプラスイオン帯電物質で形成されている。これらの帯電物質は、

Ⅰ類：ウィルス・バクテリア・真菌・寄生虫の膠質膜を形成しているタンパク粒子（プラスイオン帯電物質）

Ⅱ類：DNA・RNA一鎖及び二鎖の欠損部にチミン2量体が結合し、その上部にヘモグロビン鉄（ミトコン

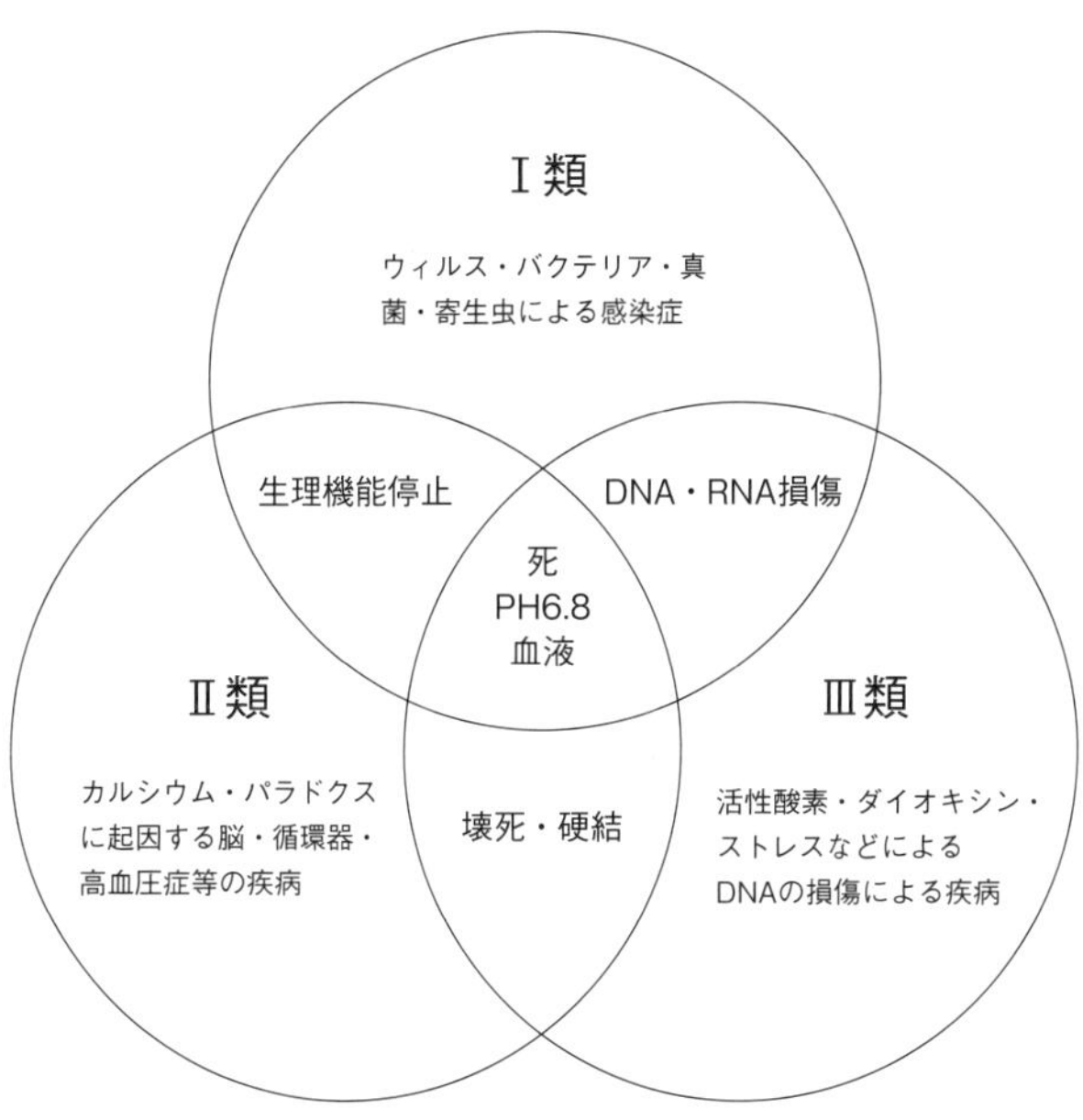
Ⅰ類
ウィルス・バクテリア・真
菌・寄生虫による感染症
生理機能停止
DNA・RNA損傷
死
PH6.8
血液
Ⅱ類
Ⅲ類
カルシウム・パラドクス
に起因する脳・循環器・
高血圧症等の疾病
壊死・硬結
活性酸素・ダイオキシン・
ストレスなどによる
DNAの損傷による疾病

ドリア内に３価の鉄の結晶が生じ）Fe+（１価鉄）が並列する（プラスイオン帯電物質）

Ⅲ類：カルシウムパラドクスによって生ずる骨粗鬆症から抜け出たカルシウム、プラスイオン帯電物の組織細胞体積・結着によって発生する疾病（アルツハイマー・心筋梗塞・リウマチ・関節炎・筋肉痛）等（プラスイオン帯電物質）

AWG（Arbitrary Waveform Generator）は、これらの

■全疾患の三大原因を破壊する耐性菌を作らない物理療法

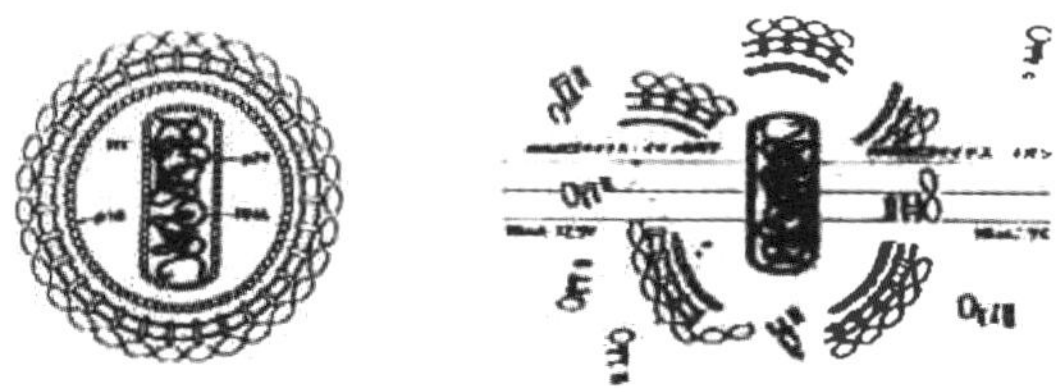

■ウィルス・細菌・真菌・寄生虫のコア（プラスイオン）を破壊する。

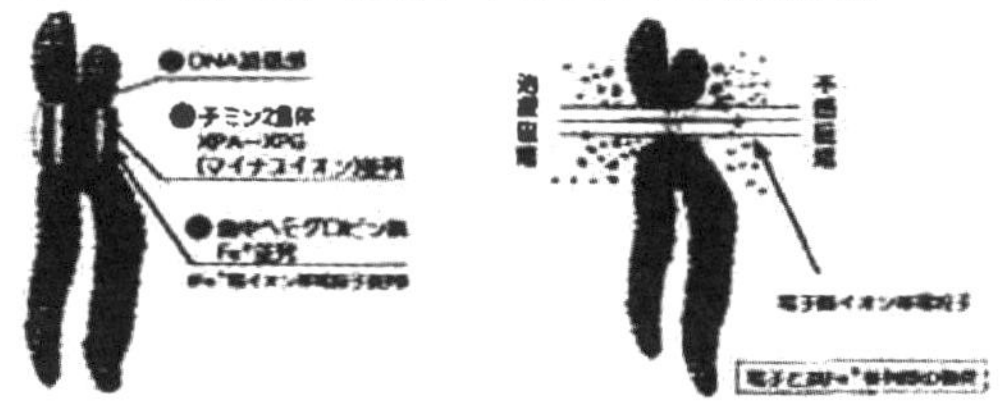

■DNA・RNA一鎖二鎖損傷部・ヘモグロビン鉄（プラスイオン）部分を破壊する。

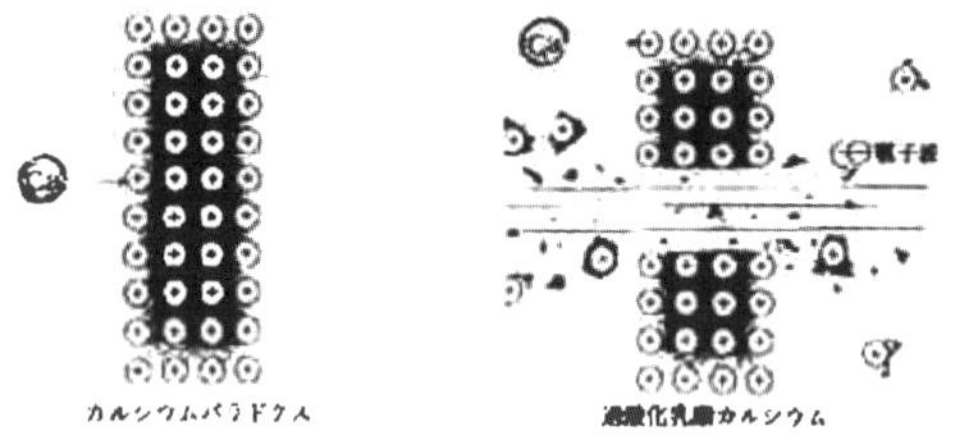
カルシウムパラドクス

■カルシウム・パラドクス（骨粗鬆症）から抜け出たカルシウム付着部分（プラスイオン）を破壊する。

Ⅰ類・Ⅱ類・Ⅲ類のプラスイオン帯電物質を世界最強のマイナスイオン電子（マイナスイオン帯電世界最小粒子）で破壊・分解・粉砕され、これらの全疾患の元凶を殺滅するよう開発設計され、世界特許を取得しています。

AWG（Arbitrary Waveform Generator）。その機能。——神秘なる量子物理学の結晶が人を救う。

原因直接効果・副作用なし・医療ミスなし・無痛・速効性・持続効果

■AWG（Arbitrary Waveform Generator）は無痛でウィルス・バクテリア・寄生虫のコアを破壊する

AWG（Arbitrary Waveform Generator）のソフトエレクトロン（電子）は、人体内において、毎秒30万Kmの超スピードで患部を貫通し、膠質膜（クリスタルゴブレット）で被われているウィルス・バクテリア・寄生虫に衝突し、これのみを破壊・殺滅し生体細胞を傷つけず、病原菌を根本から排除します。AWG（Arbitrary Waveform Generator）の治療前に服用する炭酸水素ナトリウムは、血中内で破壊された物質と融合し、これらの毒素（TOXIN）を中和し、炭酸カルシウムに変化させ、尿と汗として体外に排出します。

■AWG（Arbitrary Waveform Generator）は自律神経の機能を改善促進する

ソフトエレクトロン（電子）を生体に投射する場合のポイントは、頸椎・胸椎・脊椎・腰椎・仙椎と、椎骨椎間など、神経支が集中している箇所が特に有効です。頸・背・腰・仙椎の椎管部から自律神経が分岐しているので、その部分にソフトエレクトロン（電子）のミクロ波動を投射することにより、痛み・炎症・腫脹などが即改善され、良好な効果が期待できます。

■AWG（Arbitrary Waveform Generator）は生体組織細胞の改善を行う

内臓・筋肉などに疾患がある場合、ウィルス・バクテリアに感染した患部組織には、リンパ液や組織液などの電解水溶液が浸潤し、ほかの健康細胞組織よりソフトエレクトロン（電子）の伝導率が特に良くなっています。AWG（Arbitrary Waveform Generator）のソフトエレクトロン（電子）は、伝導率のよりよい道を通過するので、結果的に、ウィルス・バクテリアの感染組織部を好んで通過することになり、そこに感染しているウィルス・バクテリアを集中的に攻撃して、これを破壊・殺滅することになります。また感染部の組織液は、特に癌などの場合、水 H_2O クラスターは、汚水となって細胞内に貯留しており、巨大な H_2O クラスターを形成している場合が多く、ソフトエレクトロン（電子）は、この H_2O クラスターなども同時破壊してゆき細胞内組織液の循環をよくする

のです。特に癌細胞の場合、AWG（Arbitrary Waveform Generator）を投射すると、急激に癌の腫瘍が小さくなるのは前記の理由によるものと考察されます。

■AWG（Arbitrary Waveform Generator）は酸性体質を即弱アルカリ体質化する

人体細胞は約60兆個の細胞で構成され、個々の細胞は独自の生命活動を営んでいます。健康な細胞が活動するためには、酸素と栄養素を充分に含んだ、弱アルカリ性の血液を、全身の毛細血管のすみずみまで送らなければなりません。しかし人間は病気になると、血液が直ちに酸性に傾き、さらに重篤な慢性病になると血液は酸毒性してタール状になり、病状が進行悪化し、疾病組織細胞の H_2O クラスターは巨大化し、組織細胞内に貯留するようになります。AWG（Arbitrary Waveform Generator）はこのような症状に対し、特殊にプログラムした複合周波数（Hz）を全身に投射することによって、錆びついた膵臓のランゲルハンスのイオンチャンネルを作動させ、インシュリンを分泌させて、膵臓のグリコーゲンを全身に放出させます。そして全身の血液をわずか36分間で、弱アルカリ性へと変換させることができます。

■AWG（Arbitrary Waveform Generator）は生体内の乳酸カルシウムの結晶・付着老廃物を粉砕する

病気の原因となるウィルス・バクテリアをはじめ、病的組織細胞、病的細胞間組織および血中カルシウム。トリグリセイド、コレステロール、過酸化脂質、活性酸素によって生成された付着老廃物などは、超音波診断機などの数100分の１～数10分の１の超微振動によってふるい落とされ、電子によって粉砕されます。また酸化及び結晶化された乳酸カルシウムなどは、電子による血管の収縮弛緩の反復運動及び組織細胞の振動によってふるい落とされ、粉砕します。そして施術前に服用した炭酸水素ナトリウムで溶解されて、炭酸カルシウムとなって汗や尿と一緒に体外に排出されます。私どもはそれを毒素（TOXIN）と呼んでいます。これは身体内部への強烈なエレクトロン（電子）の貫通効果と、超音波の数10分の１の超微振動の相乗効果によるものなのです。

■AWG（Arbitrary Waveform Generator）は生体免疫力を一気に増大させる。

AWG（Arbitrary Waveform Generator）の厳選されたソフトエレクトロンの作用により、ウィルス・バクテリアは直接攻撃され、膠質膜（クリスタルゴブレット）が破壊され、生体内で殺滅されると、免疫（マクロファージ・リンパ球・R細胞・T細胞・NK［ナチュラルキラー］細胞及びこれらの放出物）は急激に増大します。互いに拮抗している状態にあったウィルスと免疫は、シーソー原理と同様、ウィルスの殺滅

によって免疫力が加速的に一気に急上昇し、病気は猛烈な勢いで快方に向かうことになるのです。

■ AWG（Arbitrary Waveform Generator）は全身の内分泌線を刺激しホルモン分泌を円滑にする

AWG（Arbitrary Waveform Generator）は脳幹を刺激し、α波の分泌・βエンドロフィン・オキシトシンホルモン・セロトニン・メラトニン・ドーパミン等の分泌を促して生理作用を円滑にします。

■ AWG（Arbitrary Waveform Generator）は全神経経路の深部に強烈なミクロのマイナス波動刺激を与える

AWG（Arbitrary Waveform Generator）のソフトエレクトロン（電子）を生体に投射すると、良導体である生体の中でも特に伝導率の高い、全身の経絡（ツボ）や血管・神経・リンパ等を、ソフトエレクトロンは毎秒30万 Km の超速で、治療電極と不関電極間をピストン反復し波動刺激します。そして生体組織及び経絡のより深い部分を、正確にくまなく貫通し、このミクロ振動によって、全身の筋肉・神経・リンパ経絡等に大きな治療効果をもたらすのです。

■ AWG（Arbitrary Waveform Generator）は脳内アルファー波を分泌させ病的生体細胞を蘇生させる

脳神経細胞・自律神経・内分泌腺などは、ソフトエレクトロン（電子）の超微振動（ミクロ振動）によって、脳幹を刺激し大脳皮質・脳下垂体下部（下垂体前葉・下垂体中葉・下垂体後葉）・松果体から神経伝達物質が放出され、オキシトシンホルモンなどの分泌が盛んに行われるようになり、電子の強マイナスイオン作用により脳細胞から α 波の分泌が行われるようになります。これによってメラトニンの分泌も平行分泌され、よく眠れるようになり、また、オキシトシンホルモンの分泌も良くなり、生体細胞の若さを維持します。そして生体に痛みが発したときは、脳幹からモルヒネの数百倍の β エンドロフィンの分泌も行われ、痛みを緩和する働きも行います。

■ AWG（Arbitrary Waveform Generator）のマイナスイオンが生体を活性・蘇生・再生する

治療電極と不関電極間に印加されるソフトエレクトロン（電子）を人体に通過させることにより、12V、20mA、1～10,000Hz のソフトエレクトロンが作用し、人体細胞に全く害を与えることなく、生体細胞を活性化させることができます。これは血液中のナトリウム及びカルシウムのイオン化率が増

加し、この作用により細胞組織が強化されるためです。またマイナスイオンは、免疫力を高める効果もあります。生体細胞に貯留した老廃物・ウィルスなどは、ソフトエレクトロンによって破壊され、組織細胞外にこれらの破壊産物が毒素（TOXIN）として排出されます。炭酸水素ナトリウムは、これら毒素（TOXIN）や炎症滲出物を炭酸カルシウムとして、汗や尿と一緒に速効的に体外に排出します。

■AWG（Arbitrary Waveform Generator）は生体細胞内のH_2Oクラスターを破壊・消滅・粉砕させる

人体が癌などの重篤な慢性病に罹った場合、組織細胞内のH_2Oクラスターは細胞核内のソマチット充電率低下と共に徐々にふくれあがります。これにAWG（Arbitrary Waveform Generator）のソフトエレクトロンを投射すると、H_2Oクラスターは即分解されエレクトロンの波動の衝突と貫通とによって破壊細分化されます。癌腫などは肉眼で見ている間に縮小していく様子がわかることがある程です。またソフトエレクトロンはH_2OのHとOの間の電子の鎖を太く強固にします。病人や老人はこの電子の鎖が徐々に細くなり、その為体の神経伝達がうまくいかず、老化したり弱体化したりしていきます。AWG（Arbitrary Waveform Generator）のソフトエレクトロン（電子）は、生体の85%を占める水分（H_2O）が不足し、弱体化した生体組織細胞内のHとOの間の鎖を太くし、細胞

核内充電率を高めます。そして悪化した症状を前記総合作用及び相乗作用によって、軽減してゆきます。そして、ソフトエレクトロンは弱っている生体細胞内ソマチットを充電させて蘇生させ、元の健康に導くのです。

■AWG（Arbitrary Waveform Generator）電子の細胞内修理

特徴／AWG（Arbitrary Waveform Generator）スーパー電子はレセプター蛋白分子チロシキナーゼ（PRTK）レセプターに受容され、酵素関連・酵素結合レセプターを介し、細胞の

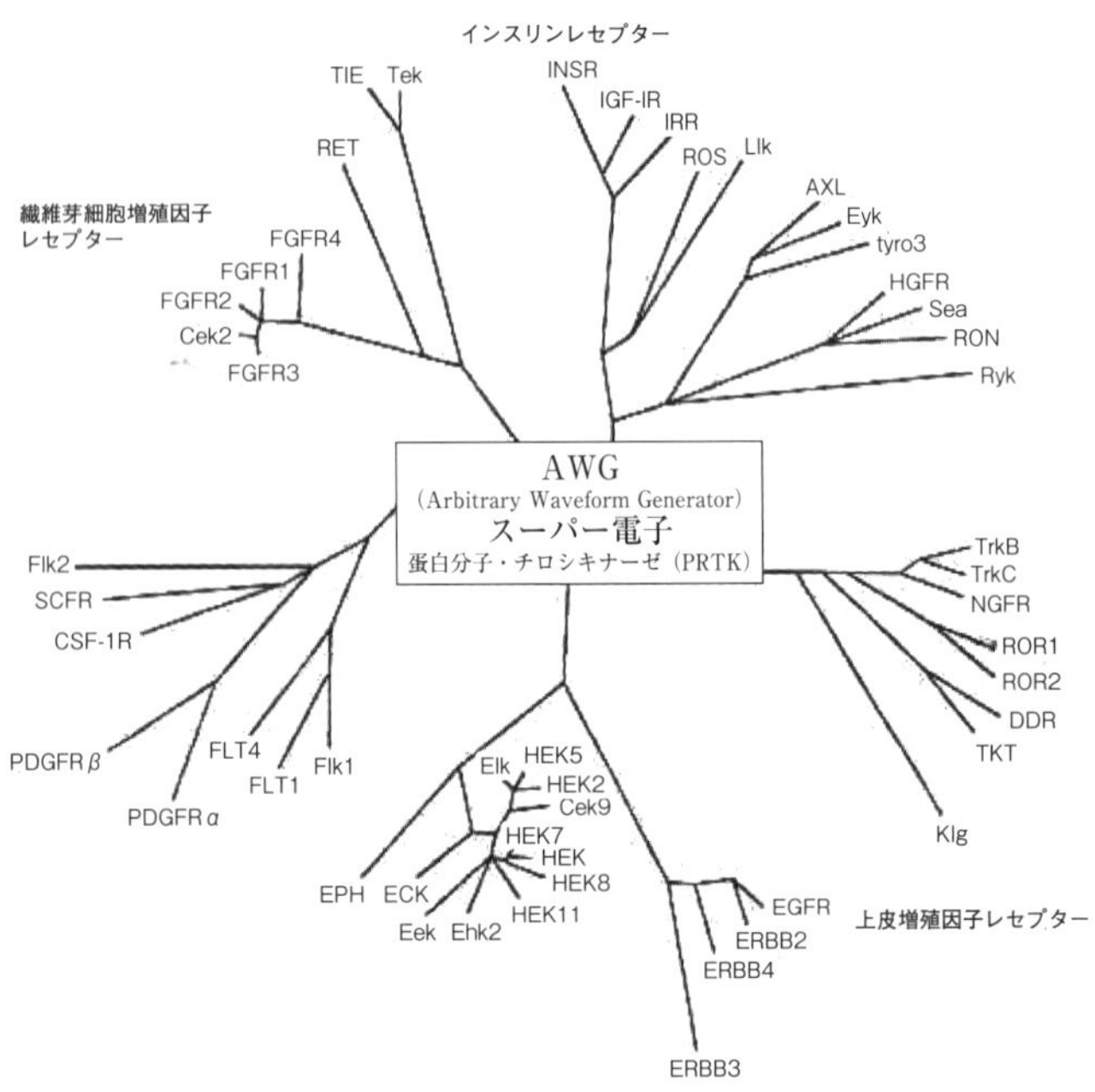
インスリンレセプター
TIE
Tek
INSR
IGF-IR
IRR
ROS
Llk
RET
AXL
Eyk
tyro3
繊維芽細胞増殖因子
レセプター
FGFR4
FGFR1
FGFR2
Cek2
FGFR3
HGFR
Sea
RON
Ryk
AWG
(Arbitrary Waveform Generator)
スーパー電子
蛋白分子・チロシキナーゼ（PRTK）
Flk2
SCFR
CSF-1R
TrkB
TrkC
NGFR
ROR1
ROR2
DDR
TKT
PDGFRβ
PDGFRα
FLT4
FLT1
Flk1
Elk
HEK5
HEK2
Cek9
HEK7
HEK
HEK8
HEK11
EPH
ECK
Eek
Ehk2
Klg
EGFR
ERBB2
ERBB4
ERBB3
上皮増殖因子レセプター

末端の隅々のPRTKファミリー分子系の細部まで伝達される。この分子系の最終段階でホスハチヂルイノシトールが電子を受容し、病的細胞組織内の損傷・欠損部の修復をはかる。このホスハチヂルイノシトールが細胞レベルで病巣部を治癒させる「修理屋」の役目を果たす。また、このスーパー電子は上記のように細胞質細部まで到達し、蛋白物質を矯正し、サイトカイン・シグナル伝達経路に作用し、インターフェロンやインターロイキンを分泌する。また形質転換増殖因子を分泌し、チロシキナーゼなどの分泌を促し、細胞レベルで損傷部や欠損部の患部を補修する。

■AWG (Arbitrary Waveform Generator) 免疫の多重産生

生物、特に人間にとって最も重要なことは、遺伝子分子生物学に基づいた免疫学である。AWG (Arbitrary Waveform Generator) 免疫の産生は、この遺伝子分子生物学に基づいて研究開発されたもので、新しい免疫の方策を得て理論決定され、実験を繰り返し、認証されたものである。これがAWG (Arbitrary Waveform Generator) スーパー電子による多重免疫産生技術である。これは従来、人類の免疫学上重要で、且つ安全な免疫産生技術として認識されるものと考察する。この技術は、免疫応答細胞が電子を偽抗原ととらえ、多重免疫を大量に産生することが動物実験により認証された。この電

〈図解〉

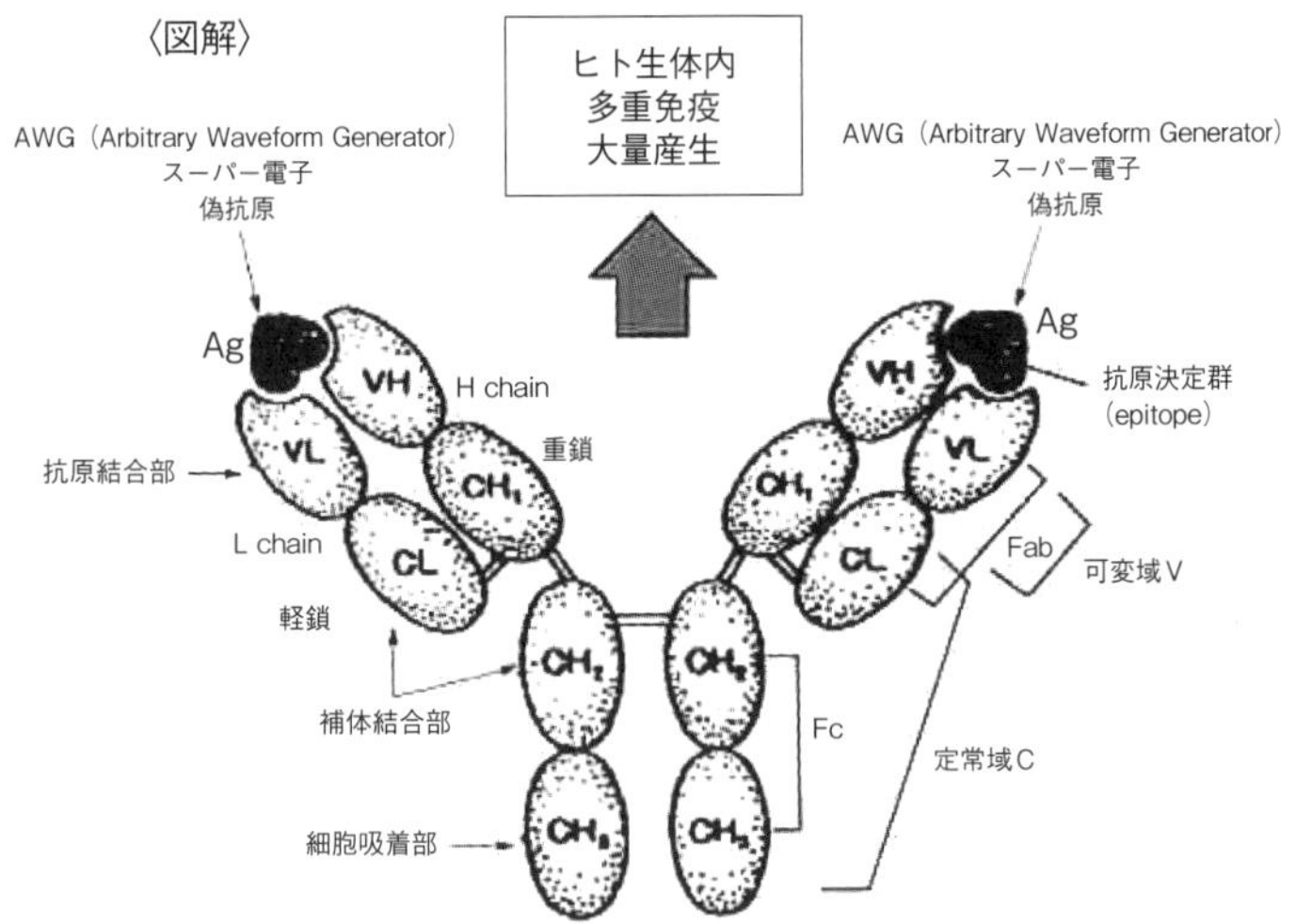
ヒト生体内
多重免疫
大量産生
AWG (Arbitrary Waveform Generator)
スーパー電子
偽抗原
AWG (Arbitrary Waveform Generator)
スーパー電子
偽抗原
Ag
Ag
VH
H chain
重鎖
VL
抗原結合部
CH1
L chain
CL
軽鎖
VH
抗原決定群
(epitope)
VL
CH1
CL
Fab
可変域V
CH2
CH2
補体結合部
Fc
定常域C
細胞吸着部
CH3
CH3

子偽抗原方式は、人類の疾病の予防と治療双方に効力を発揮する「電子ワクチン」に成り得る可能性を秘めている。この免疫は生体コストが掛からず、生産に係るエネルギーや経済的コストも掛からない安価な臨床予防治療法として認識されるものと思慮する。このAWG (Arbitrary Waveform Generator) 電子ワクチンは、従来のジェンナーの開発した種痘、パスツールが開発したコレラ・炭疽病・狂犬病に対する弱毒性ワクチン、北里柴三郎・ベーリングが開発した破傷風やジフテリアの血清療法などに匹敵する安全・安価で重要なワクチンになり得る。また、今まで不可能とされてきたアレルギー反応や移植臓器の拒絶反応などに対しても有効な治療・予防方法としての可能性が展望出来るようになってきた。

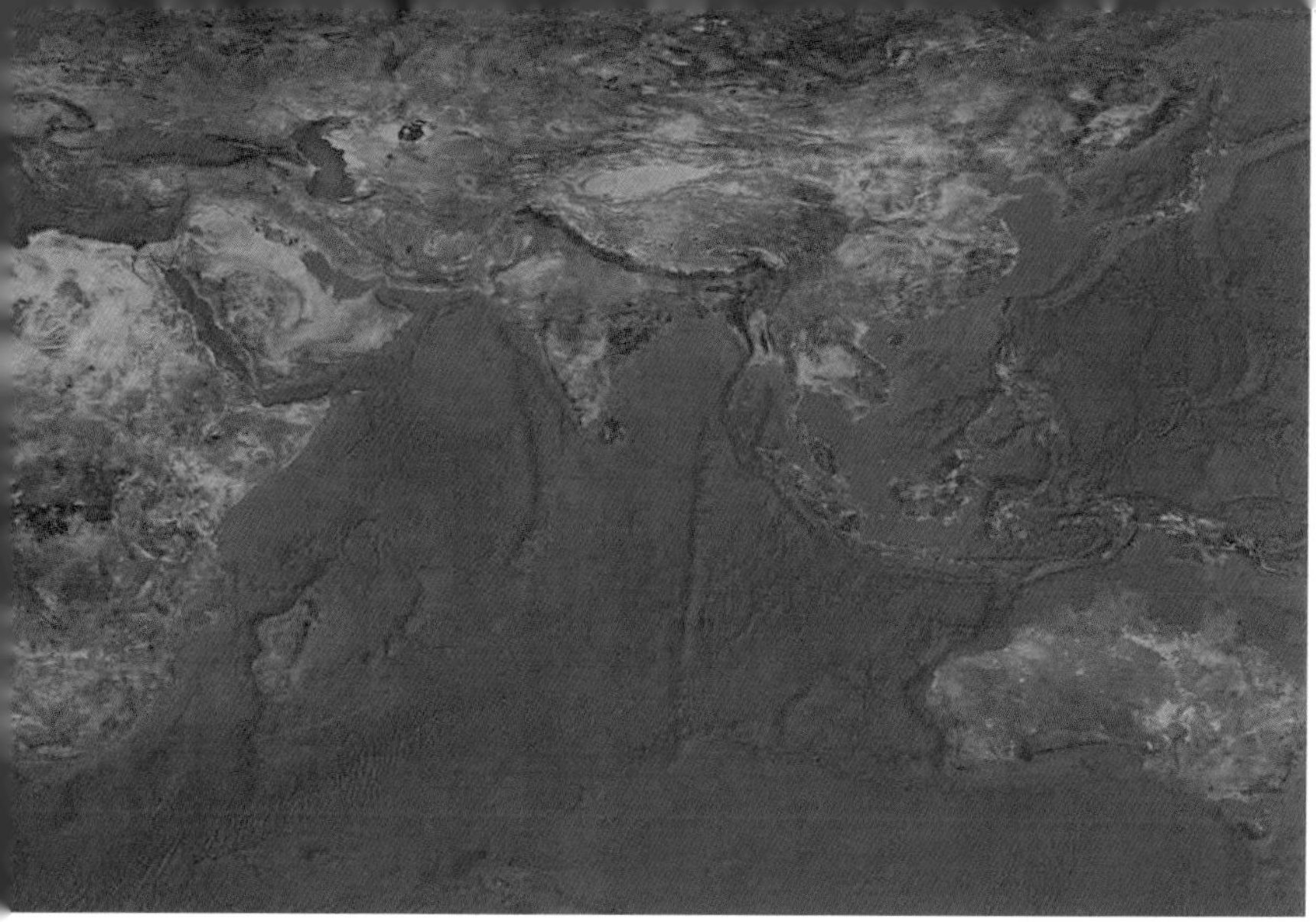

AWG（Arbitrary Waveform Generator）事業協力者

ハンソ大学総長　Kee Sun Ham医学博士（美容・整形外科医）

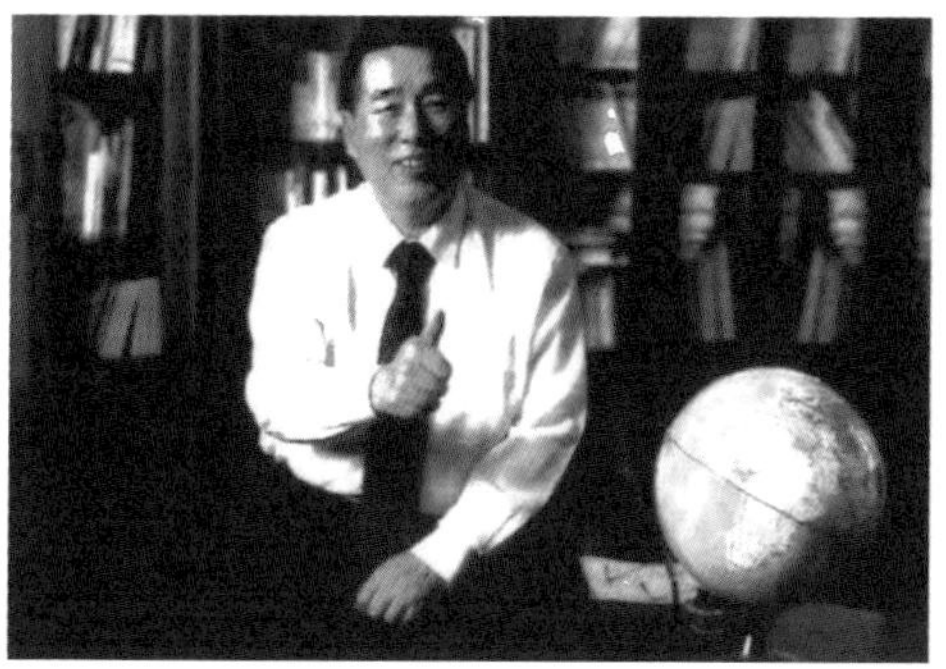

Now start your college life at Hanceo University looking ahead to the day when you can be leading the world of our future. A young and dynamic university, Hanseo develops day by day, nurturing future oriented disciplines including aeronautics and the arts. Aeronautics and the Arts are two areas to which Hanseo University gives special attention. We would like to welcome you who will open the curtain of this beautiful future world with us.

President Ph.D. **Kee Sun, Ham**

世界のドクターの推薦。

ここ日本では、まだまだ知られていないAWG（Arbitrary Waveform Generator）。
他国においても、一般に浸透しているとはまだまだ言えませんが、
今、諸外国の"プロの世界"である学者の間では、AWG（Arbitrary Waveform Generator）の
驚異的な実力が続々と認められてきています。
JAPAN MADEを強く意識しているAWG（Arbitrary Waveform Generator）ですが、
ひょっとすると他国においての普及の方が早いかもしれません。

我が国では、西洋医学と東洋医学の静かなる闘いが進行中です。

対症療法的アプローチでは、痛みを緩和することしかできない。免疫療法や漢方では、充分な臨床結果がない。

……論争は絶えません。

どちらかが勝利するまで徹底的に戦うほど、医療界は愚かだとは思いませんが、危険だなぁと思います。

何故なら、そういった論争時には、自分の意見に固執するだけのエネルギーしか働いていないことがあるからです。

病に苦しむ方を治したいという、もともとあった気持ちがいつの間にかなくなってしまうのです。

だから、常識ある医師は、実は今、苦しんでいるのです。

ウィルスがどんどん耐性を持ち、過去の知識、知恵からは、どうにもならないことが急激に増えているからです。


激論を交わすこと。それは、自らの仕事に対してお互い様に真剣だからこそ、起きてしまう現象です。

そんな方々にこそ、このAWG（Arbitrary Waveform Generator）を知って欲しい。切にそう願います。

エレクトロニクスで病魔に挑戦する

国際統合医学会会長　医学博士　高原喜八郎（東大）

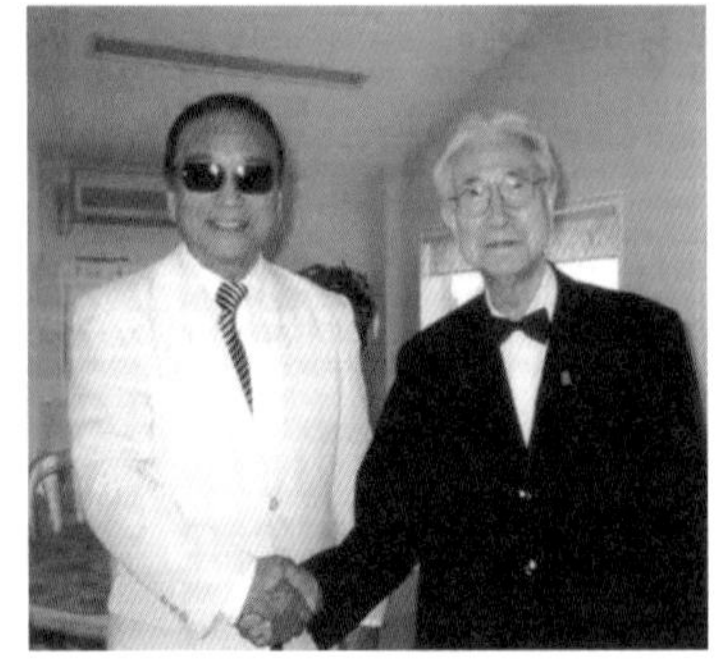

LEFT：
グローバルピース大学名誉教授・理事
ハンソ大学名誉教授
エイブン教育財団名誉理事
医学博士　松浦優之
PSDウィルス研究所所長

RIGHT：
日本国代表的臨床医師
国際統合医学会会長
医学博士　高原喜八郎（東大）
現：東京・高原コウゲンクリニック院長

推薦者の言葉

ハワイ州立大学名誉教授　吉川宗男博士

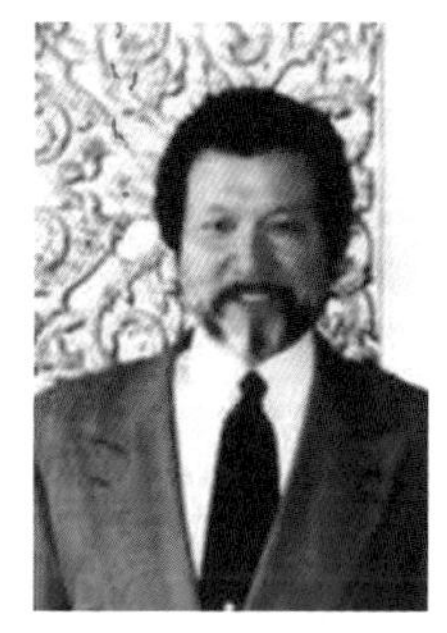

有史以前から、ウィルス・バクテリア・寄生虫等の感染により、人類はその反復する攻撃に対し莫大な研究開発費を投入して医薬品の製造を行ってきました。しかし今ウィルスやバクテリアは薬品に耐性し、医療の最前線で医師達は「抗生物質が効かない」ジレンマに手を焼いています。

WHOは、「21世紀は人類とウィルスの戦いになる」と宣言し、エマージングウィルス対策にやっきになっています。癌やエイズ・マラリア・結核・MU-3などが猛威をふるい始め、人畜共通伝染病だけでなく、その他、種固有の疾病もその種の垣根を突き破り、鳥インフルエンザ・エボラやSARSなどがその種を越境し、人類に逆襲し始めてます。

すべての感染症はウィルス・バクテリア・真菌・寄生虫が主な原因とされているといわれています。全世界を恐怖に陥れているテロはこのウィルスを兵器として、天然痘やペスト・野兎ウィルス・炭疽などを使用しようと計画していると伝えられています。また、これらの菌をベースにキメラウィルスという人工的に

DNA を交雑した今までにない強力なウィルスや菌の製造を行っているとも伝えられています。

以上、この様なウィルスの対抗処置として、25年間という長い年月を掛け、血のにじむ苦しみを通して完成され世界特許を取得した松浦優之博士の執念で完成させたデュマイン機械は、将来人類福祉にとって尊い価値ある医療の選択肢の一つとして、大変重要な貢献をするものと期待しています。

世界有名大学校表彰状

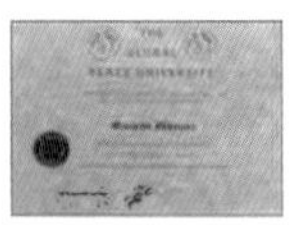
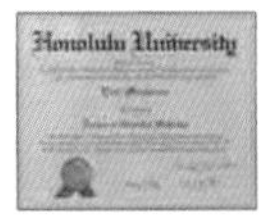
Honolulu University
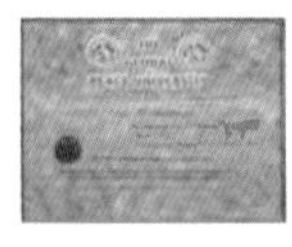
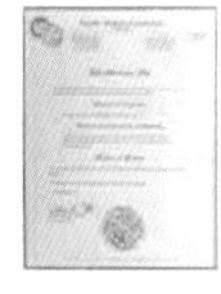
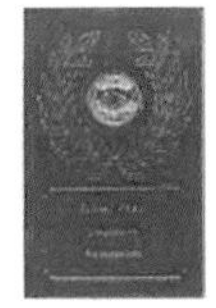
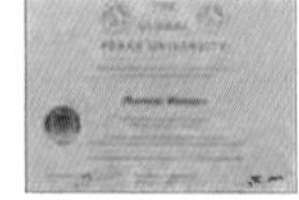
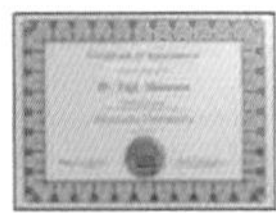
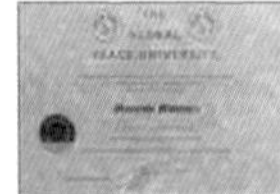
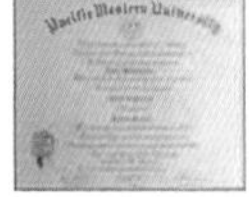
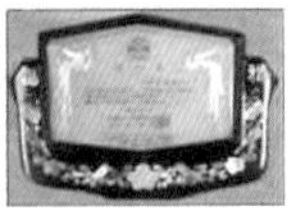

松浦博士の AWG (Arbitrary Waveform Generator) 研究の記録

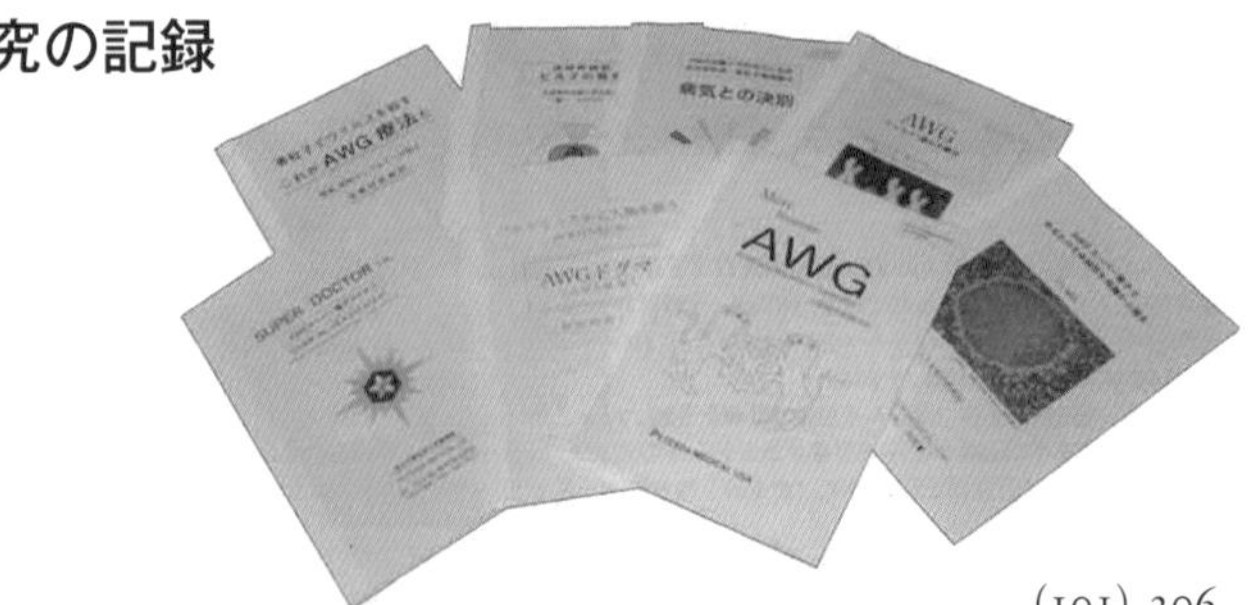
病気との決別
AWG
SUPER DOCTOR
AWG

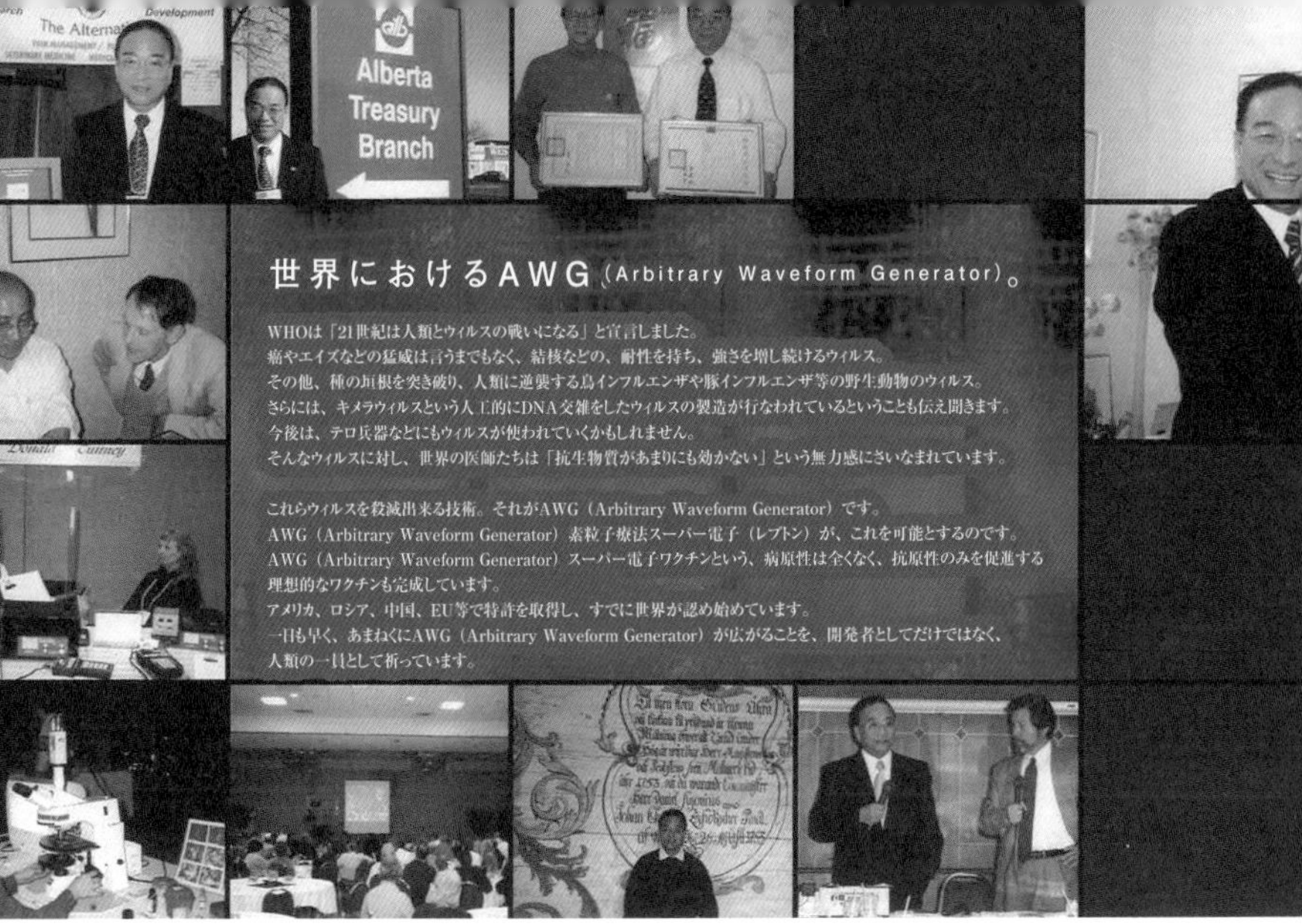
The Alternat
Development
Alberta
Treasury
Branch
世界におけるAWG（Arbitrary Waveform Generator）。
WHOは「21世紀は人類とウィルスの戦いになる」と宣言しました。
癌やエイズなどの猛威は言うまでもなく、結核などの、耐性を持ち、強さを増し続けるウィルス。
その他、種の垣根を突き破り、人類に逆襲する鳥インフルエンザや豚インフルエンザ等の野生動物のウィルス。
さらには、キメラウィルスという人工的にDNA交雑をしたウィルスの製造が行なわれているということも伝え聞きます。
今後は、テロ兵器などにもウィルスが使われていくかもしれません。
そんなウィルスに対し、世界の医師たちは「抗生物質があまりにも効かない」という無力感にさいなまれています。
これらウィルスを殺滅出来る技術。それがAWG（Arbitrary Waveform Generator）です。
AWG（Arbitrary Waveform Generator）素粒子療法スーパー電子（レプトン）が、これを可能とするのです。
AWG（Arbitrary Waveform Generator）スーパー電子ワクチンという、病原性は全くなく、抗原性のみを促進する
理想的なワクチンも完成しています。
アメリカ、ロシア、中国、EU等で特許を取得し、すでに世界が認め始めています。
一日も早く、あまねくにAWG（Arbitrary Waveform Generator）が広がることを、開発者としてだけではなく、
人類の一員として祈っています。

INVENTOR　Dr.Yuji Matsuura

1936年、静岡県に生まれる。1959年、麻布獣医科大学獣医学部卒業後、カナダゲルフ獣医大学に留学。1975年、当時世界最大級のバイオ・テクノロジー会社〔シーメックス・カナダ社〕において〈哺乳動物のクローン生産技術〉を学ぶ。

哺乳動物の受精卵を分割した際、人工授精や移植を実施しても、そのうち数％の確率で流産するという現象が発生する。その原因がウイルス・バクテリアの介在であると考え、これを抗生物質のような耐性菌が発生する医薬品ではなく、物理的に壊す方法を研究し、1

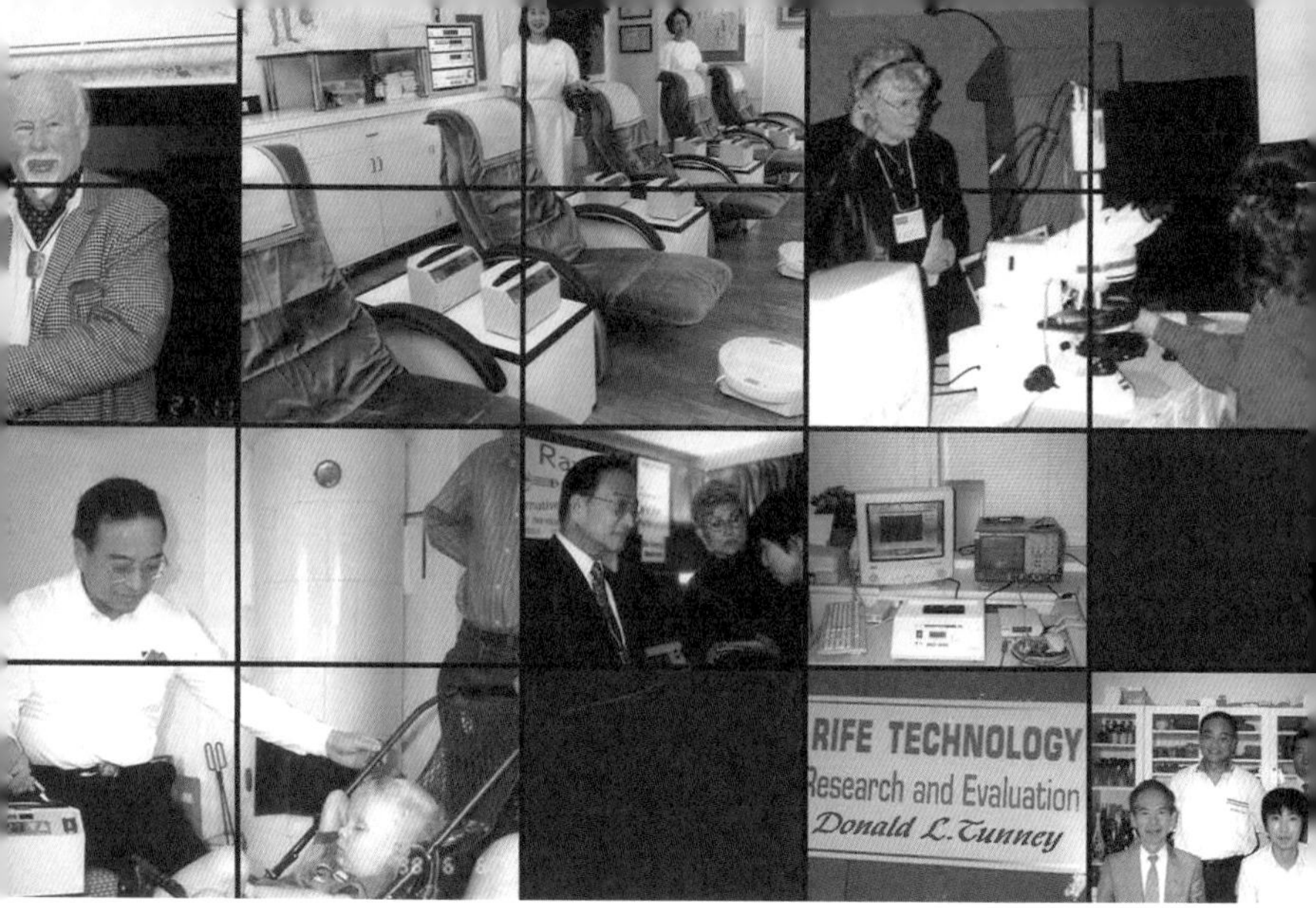

RIFE TECHNOLOGY
Research and Evaluation
Donald L.Tunney

～10,000Hz の中からウイルスのクリスタルゴブレットを破壊する69種類のスーパー電子 Hz を発見した。

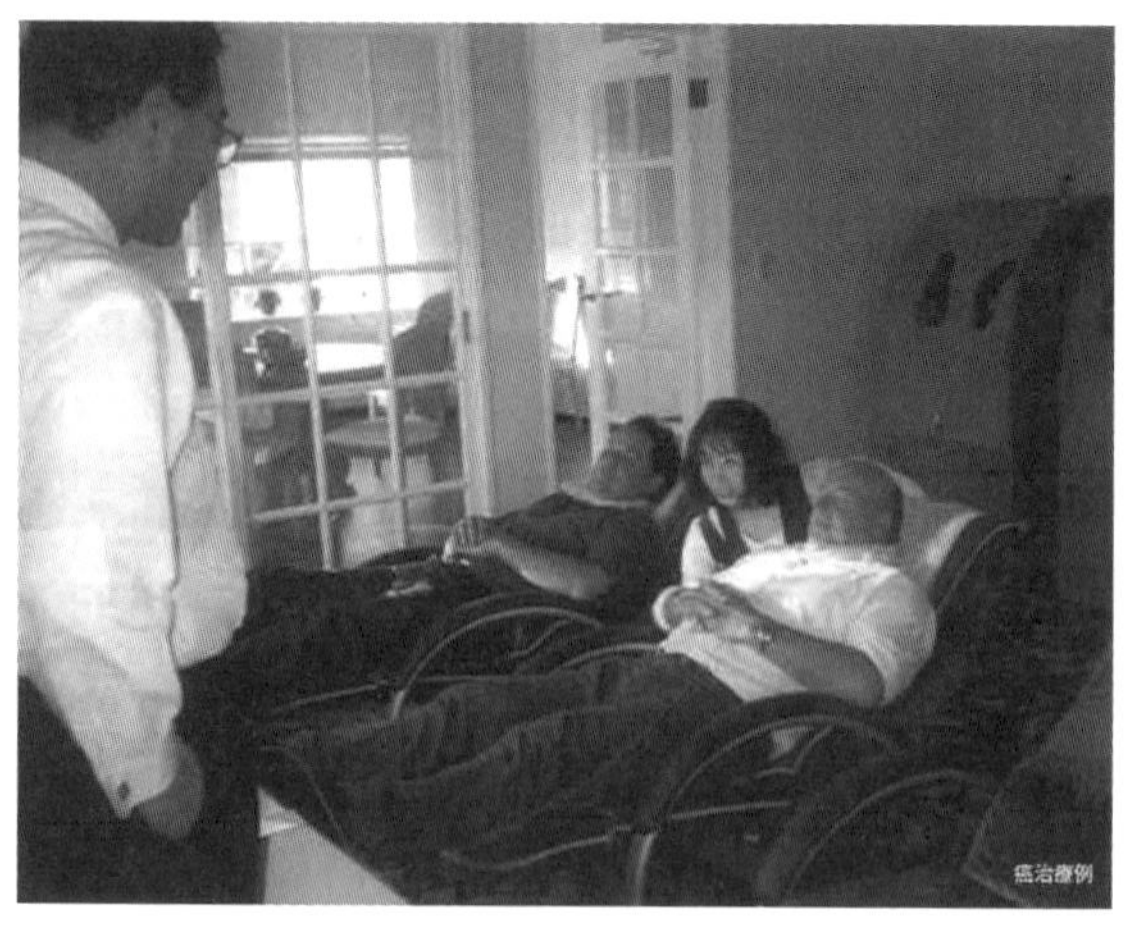
癌治療例

この69種類のHzは、生体内細胞組織に対し何らの悪影響を与えることなく、生体内細胞組織中のウィルス・バクテリアのみを殺滅し、又、感染細胞のDNA・RNA損傷部１鎖及び２鎖も切断し、人為的アポトーシス（細胞死）を起こさせることを突き止めた。

その後、幾多の臨床実験を重ね、38年の歳月を掛け、世界138ヶ国に特許申請し、アメリカ・ロシア・中国・EU・EA・韓国・カナダ・香港等で特許を取得した。

現在、医師を中心としたAWG（Arbitrary Waveform Generator）学術研究会を発足させ、慢性重篤な罹病者などの臨床データ及びメカニズムの追求を行なって

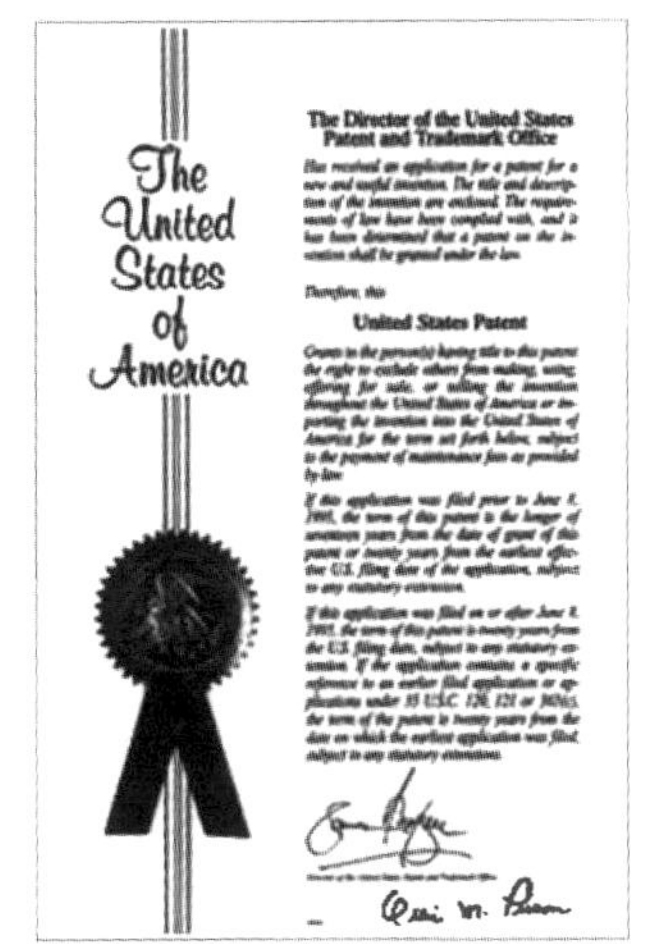
The United States of America
The Director of the United States Patent and Trademark Office
United States Patent

AWG
(Arbitrary Waveform Generator)

WORLD PAT.MD GENERATOR
APPROVED
WORLD 138 COUNTRIES PATENT PENDING
PATENT LETTERS

いる。このAWG（Arbitrary Waveform Generator）の新しい医術を多くの第一線で働く臨床医師たちに、未来臨床の医学の選択肢の一つとして、人類の福祉に役立てて欲しいと望んでいる。

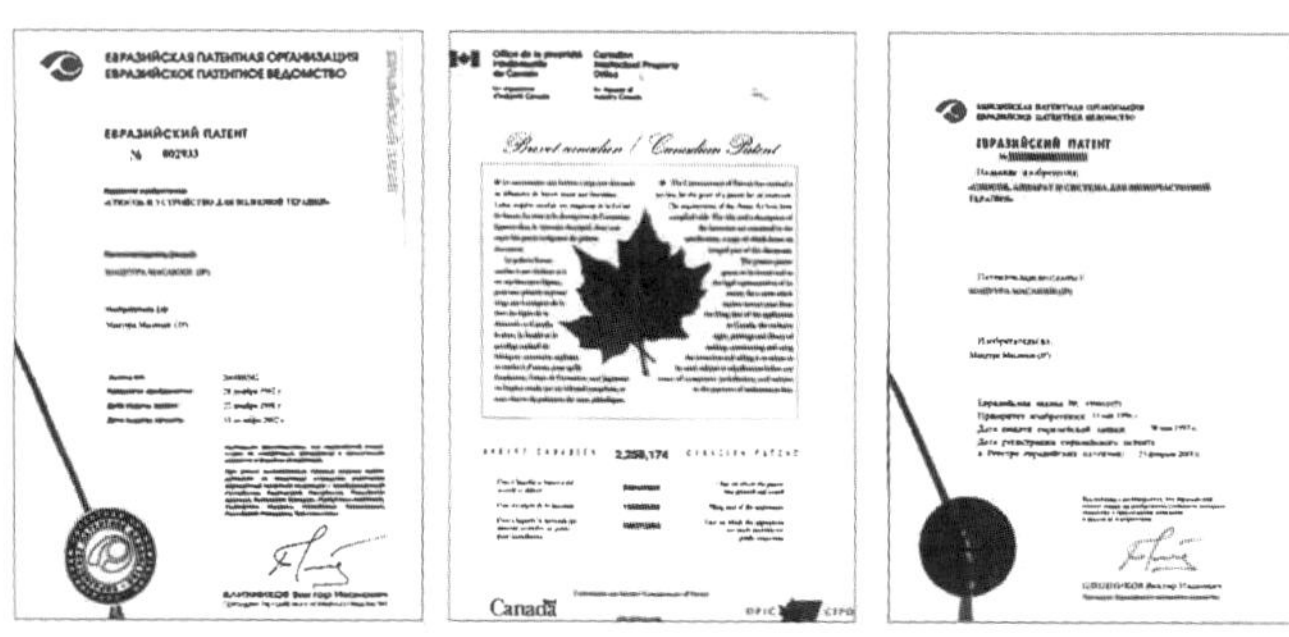

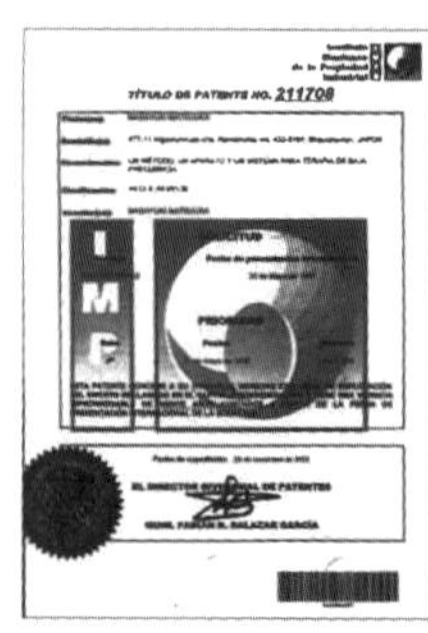

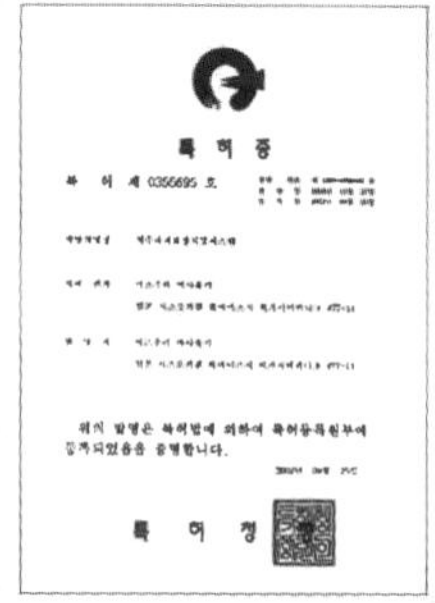

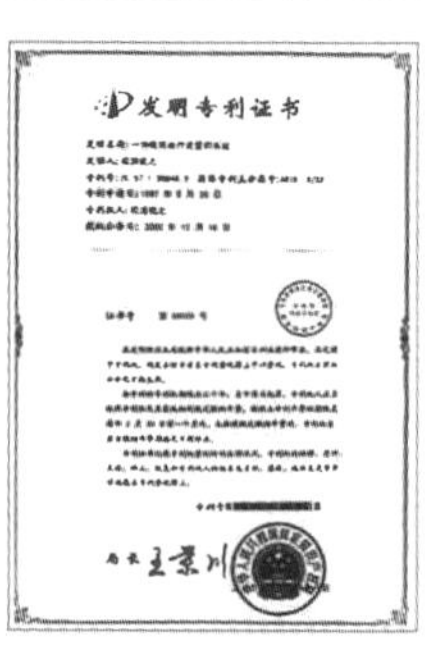

●アメリカ・カナダ・ロシア・中国・EU・韓国・台湾・香港・メキシコ・シンガポール・インドネシア・EA他特許取得

●日本国厚生労働省認可、JIS-C6310取得（医療器具）

●世界各国認可

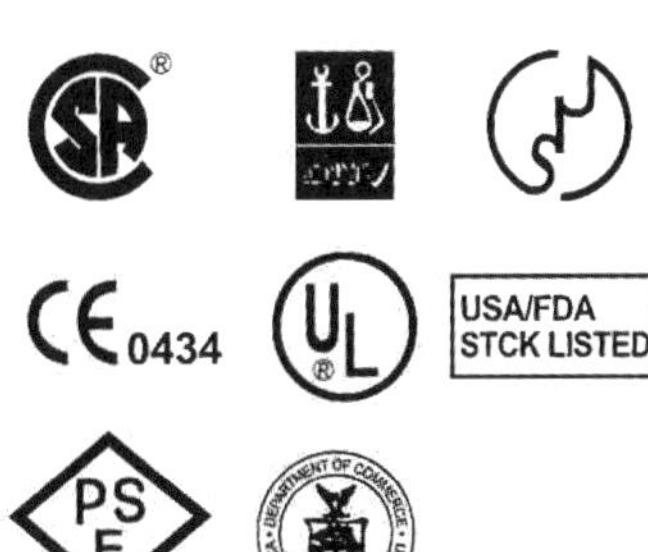
CE 0434
USA/FDA
STCK LISTED
PS
E

AWG（Arbitrary Waveform Generator）は疾病を細胞分子レベルから矯正する新しい医術です。患者に注射や手術などの苦痛や抗菌剤、抗ガン剤等の吐き気や嘔吐の副作用及び放射線、コバルト等の脱毛・脱力等を与えない理想的医療を目指すAWG（Arbitrary Waveform Generator）の技術は、これから始まる「人類とウィルスの戦い」の最終的切り札になるものと信じます。

ITは0-1の組合せ、遺伝子DNA設計図はA・T・C・Gの４文字の組合せで、何億もの情報を網羅しています。AWG（Arbitrary Waveform Generator）は生体細胞に損傷を与えない69種類の電子（Hz）を厳選して組合せ、この69のヘルツ（Hz）をベースに約400種類の病魔に挑戦し、これを滅殺するように設計されています。またAWG（Arbitrary Waveform Generator）は安全性・有効性・品質を追求し開発に成功した世界初の最も安全な理想的新型治療器です。

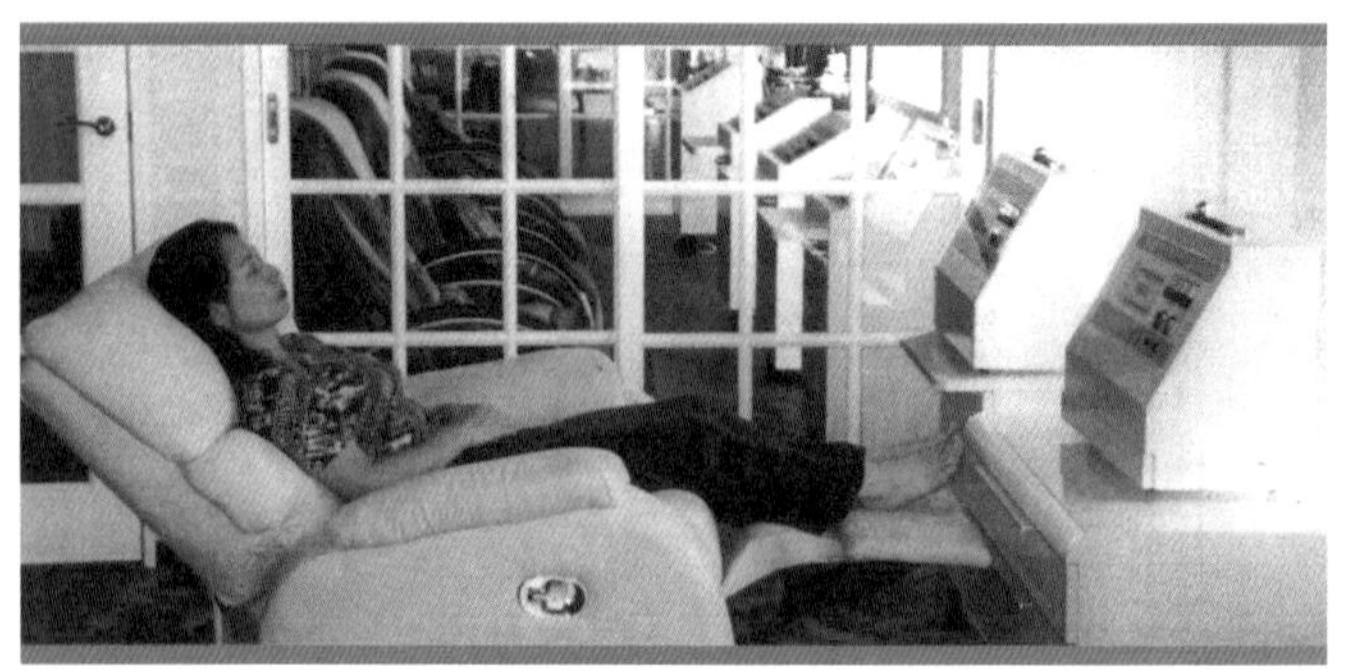

AWG（Arbitrary Waveform Generator）療法とは？

- AWG は、Arbitrary Waveform Generator（段階的マイナスイオン電子投射器機）の略号です。
- AWG（Arbitrary Waveform Generator）療法は、1971年より米国及び日本の分子生物学者、医師、獣医師、細菌学者の４名がチームを結成し、今日数十年掛けて開発完成させた医療機器である。
- 現在世界特許、米国・ロシア・中国・EU の世界４大大国をはじめ世界12ヶ国で特許を取得し、138ヶ国に特許申請済みの製品である。
- 日本国厚生労働省においても医療機器として認可を取得。
- 現在世界21ヶ国において、病院や医師が臨床試験を行っており、約50数名の AWG（Arbitrary Waveform

Generator）賛同医師達がAWG（Arbitrary Waveform Generator）学術研究会を結成し、各種追試を行っている。

●このAWG（Arbitrary Waveform Generator）治療器の有効治癒率は94％以上という医師の報告がある。

●薬を投薬しない、注射もしない、手術もしない、患者に痛みを与えない完全無痛療法である。

●このAWG（Arbitrary Waveform Generator）療法は原因直接療法で副作用も医療ミスも全く無く有効安全性は公認済み。

●癌・HIV・肝炎・重症筋無力症など重篤な疾病をはじめ約400種類以上の疾病に有効とされ高い評価を受けている。

●AWG（Arbitrary Waveform Generator）はハンドキャリーでき、いつでもどこでも誰でも簡単に御使用できる。

●AWG（Arbitrary Waveform Generator）療法とは、無痛療法で、直接ダイレクトに病巣部に作用する速効作用があり、副作用・医療ミス等まったくない。

●脳幹からα波やβエンドロフィン（モルヒネの200～400倍）を産生させ、疾病を快方に導き、また、オキシトシンホルモン・セロトニン・メラトニン・ドーパミン等の分泌も合わせて産生させ、統合的にヒトの生体を健康に導くよう設計されている。

●ヒトは40歳を過ぎると男女とも精巣・卵巣内の毛細血管の萎縮・退行によって女性ホルモンの分泌異常をきたし、骨粗鬆症が発生する。この抜け出たカルシウムが脳に沈着するとアルツハイマーになり、神経につくとリウマチや神経痛を発し、血管内壁につくと高血圧・心臓病、筋肉に至っては筋肉痛・関節痛・肩こり・腰痛等を発生するに至る。このカルシウムは、プラス陽イオン帯電分子であるので、AWG（Arbitrary Waveform Generator）スーパー電子によって強力マイナス帯電粒子が反応し、これを破壊・排除し、疾病は殺滅できる。

●ヒトが疾病に感染すると、血液のpHは徐々に酸性化し、重篤に至るとpHは6.8に近づき、6.8に至ると、人間をはじめすべての哺乳動物は死滅すると言われている。AWG（Arbitrary Waveform Generator）を罹病者に投射すると罹病者のアシドーシス化した血液pHは7.4に徐々に移行し、健康な血液pHを維持するようになる。

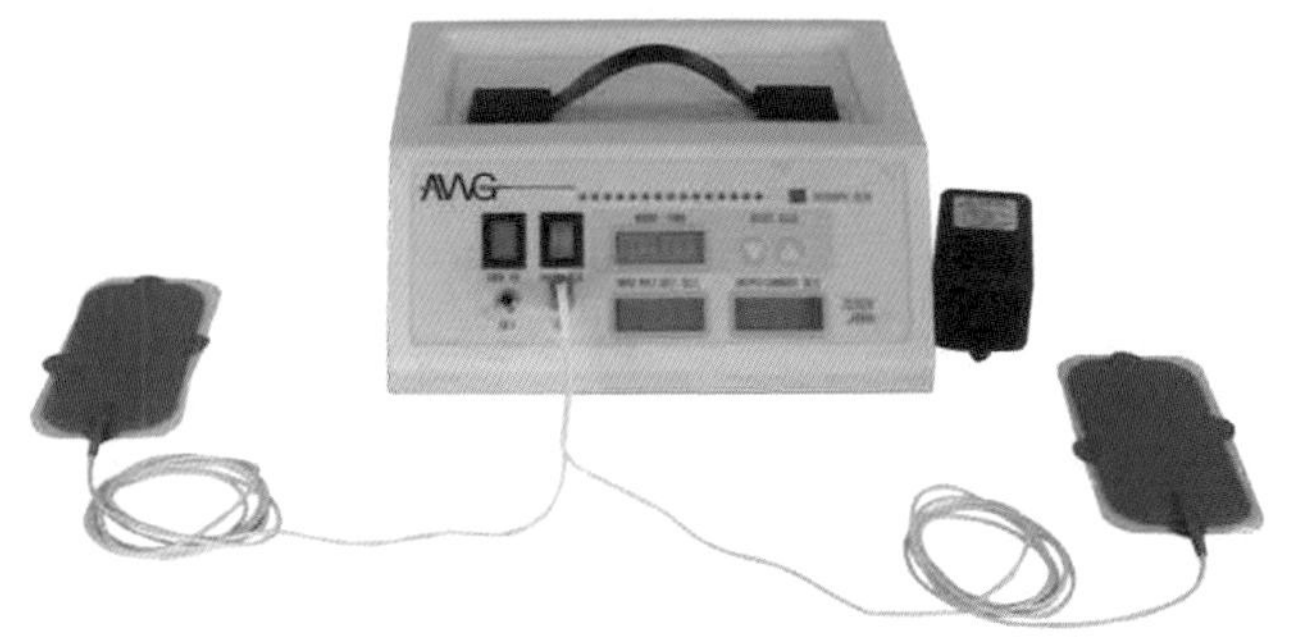
AWG

石橋 磨　いしばし おさむ
経絡を扱う整体師として活動中の2011年頃『「AWG」は魔術か、医術か？』（五月書房 刊）を通しAWG ORIGIN®開発者の松浦博士に出会う。

自身も反射性交感神経性ジストロフィーをAWG ORIGIN®などで克服。その過程でバイオスキャンと組み合わせたAWG ORIGIN®の使用法を研究、確立し、様々な病や症状に苦しむ人々の力になっている。

他に類を見ない手法で劇的な回復を遂げる例も少なくなく、現在までに3000～4000人を施術してきており、全国から訪れるクライアントが後を絶たない。

現在も福岡、大阪を中心に全国で施術や講演を通し精力的に活動中。

まほうの周波数　波動ヒーリングの極みへ
AWG ORIGIN®

第一刷　2023年1月31日

著者　ヒカルランド取材班

発行人　石井健資
発行所　株式会社ヒカルランド
〒162-0821 東京都新宿区津久戸町3-11 TH1ビル6F
電話 03-6265-0852　ファックス 03-6265-0853
http://www.hikaruland.co.jp　info@hikaruland.co.jp
振替　00180-8-496587

本文・カバー・製本　中央精版印刷株式会社
DTP　株式会社キャップス
編集担当　小池恵美

ISBN978-4-86742-188-8

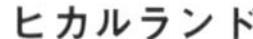

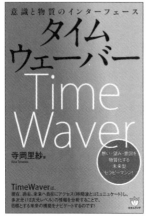

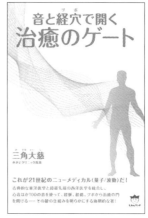

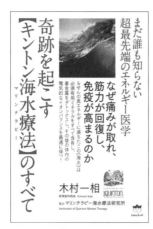

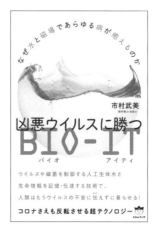

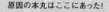

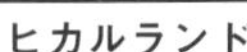
ヒカルランド

近刊予告!

地上の星☆ヒカルランド　銀河より届く愛と叡智の宅配便

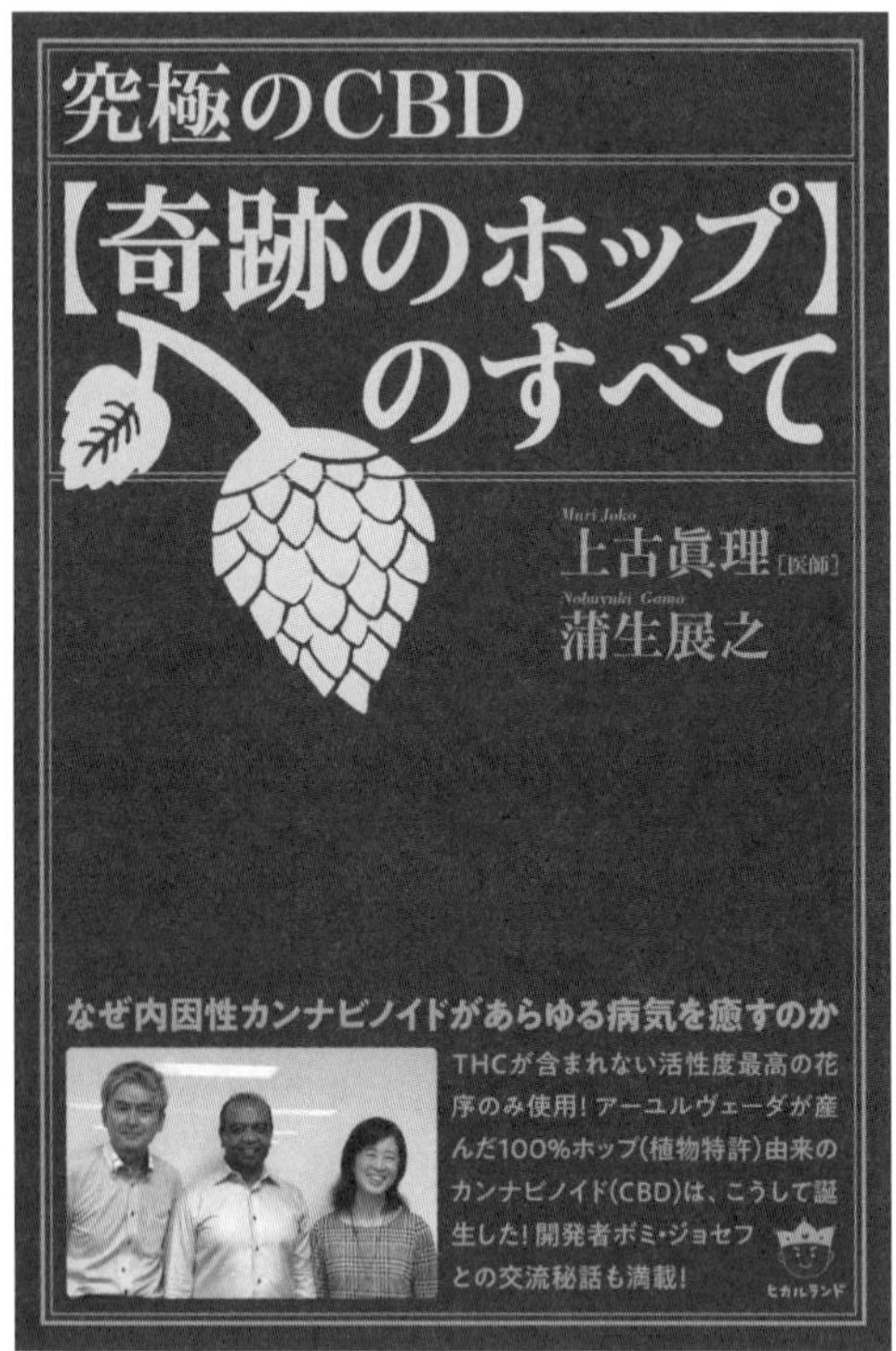
究極のCBD
【奇跡のホップ】のすべて
Mari Joko
上古眞理［医師］
Nobuyuki Gamo
蒲生展之
なぜ内因性カンナビノイドがあらゆる病気を癒すのか
THCが含まれない活性度最高の花序のみ使用! アーユルヴェーダが産んだ100%ホップ(植物特許)由来のカンナビノイド(CBD)は、こうして誕生した! 開発者ボミ・ジョセフとの交流秘話も満載!
ヒカルランド

究極のCBD【奇跡のホップ】のすべて
内因性カンナビノイド・システムが整うと、ほとんどの病気が癒やされる
著者:上古眞理／蒲生展之
四六ソフト　本体 1,800円+税